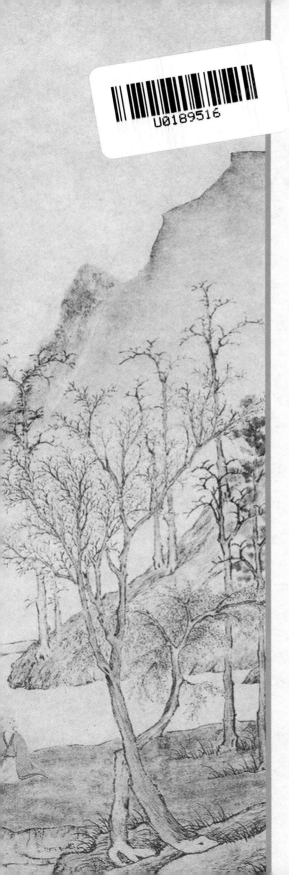

百治百验效方集

国医大师　颜正华　主审

张　勋　张湖德　主编

中国科学技术出版社

·北京·

叁

图书在版编目（CIP）数据

百治百验效方集 . 叁 / 张勋，张湖德主编 . — 北京：中国科学技术出版社，2020.1

ISBN 978-7-5046-8383-0

Ⅰ. ①百… Ⅱ. ①张… ②张… Ⅲ. ①验方－汇编 Ⅳ. ① R289.5

中国版本图书馆 CIP 数据核字 (2019) 第 214111 号

策划编辑	焦健姿　韩　翔
责任编辑	王久红
装帧设计	佳木水轩
责任印制	李晓霖

出　　版	中国科学技术出版社
发　　行	中国科学技术出版社有限公司发行部
地　　址	北京市海淀区中关村南大街 16 号
邮　　编	100081
发行电话	010-62173865
传　　真	010-62179148
网　　址	http://www.cspbooks.com.cn

开　　本	710mm × 1000mm　1/16
字　　数	253 千字
印　　张	17.75
版　　次	2020 年 1 月第 1 版
印　　次	2020 年 1 月第 1 次印刷
印　　刷	北京长宁印刷有限公司
书　　号	ISBN 978-7-5046-8383-0 / R·2468
定　　价	35.00 元

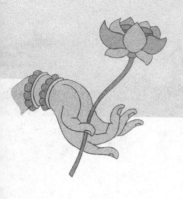

内容提要

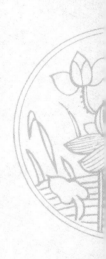

百治百验效方集 叁

　　"工欲善其事，必先利其器。"方剂，是治病之利器，方从法出，法随证立，而方以药成，这里面有着"实践－理论－再实践"的辩证过程。笔者多年来从大量图书札记中抽取前贤、近贤有关方剂的经验资料，汇聚成册。本书名为《百治百验效方集·叁》，为前书续作。"治"为制方者丰富的临床经验；"验"是千百人之医疗实践。千方易得，一效难求。本书收录了妇科、儿科、男科、老年病、传染病、癌症、损容性疾病等40余种病证效方近400则，保健滋补名方近200则，均经著名医家反复实践，疗效高且重复性好，可谓屡试屡效。此外，书中还介绍了验方中常用的中药和食物，供广大中医从业者及爱好者阅读参考。

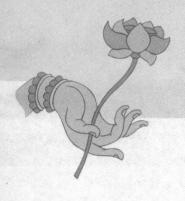

主审简介

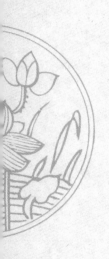

颜正华 北京中医药大学教授，博士生导师。从事中医药工作 70 余年，执教近 60 年，德高望重，学验俱丰，参与创建新中国高等教育中药学学科，为我国首批中医药学教授与研究生导师。2008 年，被评为国家级非物质文化遗产项目代表性传承人；2009 年，获全国首届"国医大师"称号，中华中医药学会终身成就奖。

主编简介

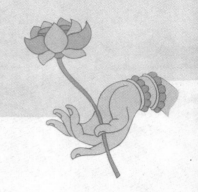

百治百验效方集 叁

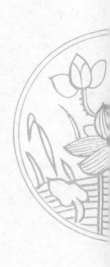

张 勋 云南红河人，男，毕业于北京中医药大学，师承国医大师王绵之、吕景山。国内知名周易学家，李时珍研究会常务理事，药膳专家、营养专家。现为河北省中医药学会常务理事，广东中医药工程研究院一方制药药师。

张湖德 著名中医养生、营养专家，现任中央人民广播电台医学顾问，解放军卫生音像出版社特聘专家、顾问，中国老年营养与食品专业委员会顾问。中国著名医学科普作家，曾于多家纸媒平台开设医学保健科普专栏，出版著作百余部。

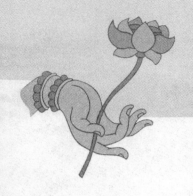

颜正华序

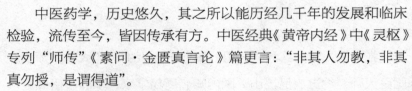

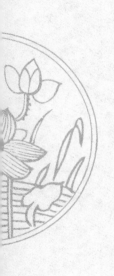

　　中医药学，历史悠久，其之所以能历经几千年的发展和临床检验，流传至今，皆因传承有方。中医经典《黄帝内经》中《灵枢》专列"师传"《素问·金匮真言论》篇更言："非其人勿教，非其真勿授，是谓得道"。

　　"国医大师"根在"师"之一字，"师者，传道、授业、解惑者也。"我有幸被评为"国医大师"，肩上担负更多的是中医传承的责任。毕竟，我已行医七十余年，积累了不少临床经验，有很多中医心得，希望能将其留给后来者，成为他们在中医领域不断攀登的阶梯，这也是现存的几十位国医大师一致心愿。但是，我们毕竟年逾耄耋，虽然还想为发扬祖国的医药学事业做出更大的贡献，然而心有余力不足，所以我们特别希望学生、徒弟们，与中医界的同仁们，能把我们的经验进行认真总结、归纳、整理，保存、传承下去。张勋、张湖德等中医专家，皆是我们不可多得的好学生，在中医药事业上，已颇有建树，由他们担任主编，将这些临床经验、验方秘方汇总编撰成书，是"得其人也"。相信本书的出版，将为中医药临床疗效的提高做出应有的贡献。

国医大师、北京中医药大学终身教授　颜正华

于北京中医药大学

前 言

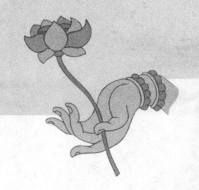

百治百验效方集 叁

    2009 年 6 月 19 日，30 位从事中医药临床工作的老专家获得了"国医大师"的称号。这既是对他们从事中医药工作成绩的肯定，也为正在从事中医药学事业的人们提出了要求，即向他们的前辈学习，努力总结前辈的宝贵临床经验，使中医药学事业不断向前发展。

    笔者在北京中医药大学从事教学、科研、临床 40 余年，有幸与多位国医大师朝夕相处，结下了深厚友谊。1976 年，颜师特意骑车来参加笔者婚礼，至今吾仍历历在目。刘渡舟（全国有名的伤寒大师）、印会河（时任中日友好医院副院长）逝年较早，未及参与国医大师评选，但两人皆为当时疗效最好的中医临床专家之一，而二位大师正是笔者在北京中医药大学时的第一任与第二任教研室主任。每当回想起他们的教诲，吾心满是感激之情。

    本书除总结了国医大师的验方秘方外，还精选了当时影响更大的中医临床大家（如北京四大名医、蒲辅周等）的方药资料。这些方剂经过中医临床大家反复实践，不仅疗效高，而且重复性好。书稿编撰整理后，又呈颜师审阅，几经厘更、誊清，今予付梓，意在将前贤、近贤之经验流传。

    其名之曰《百治百验效方集》，"治"在制方者的丰富临床经验，"验"在诸方流传的千百人之医疗实践。

    为了便于推广起见，是书选方皆为大众熟悉、易接受的常用方剂。为便于初涉医坛者学习，大部分选用了现代医学病名，偶尔冠以病机、病证称谓。如此小书，能予中医临床工作以小补，则幸莫大焉，诸端不妥，还望读者予以教正。

中央人民广播电台医学顾问　张湖德
于北京中医药大学

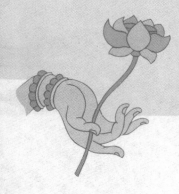

目 录

百治百验效方集 叁

一 妇科

（一）痛经

痛经是指经期前后或行经期间，出现下腹部痉挛性疼痛，并有全身不适，严重影响日常生活之病症。本病分原发性和继发性两种。经过详细妇科临床检查未发现有盆腔器官明显异常者，称原发性痛经，也称功能性痛经。继发性痛经则指生殖器官有明显病变者，如子宫内膜异位症、盆腔炎、肿瘤等。中医痛经辨证分5种证型：气滞血瘀、寒湿凝滞、湿热瘀阻、气血虚弱、肝肾亏损。

方一（国医大师颜德馨）

[组成] 小茴香3克　干姜2克　　肉桂5克　　川芎5克

没药5克　　生蒲黄12克　五灵脂12克　延胡索9克

赤芍9克　　紫石英30克

[方解] 在方中用肉桂、川芎、赤芍，温经散寒、养血通脉；干姜、小茴香，暖肝散寒，和中降逆；失笑散（生蒲黄、五灵脂）甘温行血、化瘀通经止痛；没药、延胡索，疏肝理气、行气止痛，使气行则血行；紫石英，温补冲脉、祛寒暖宫。诸药合用，使寒邪去而阳气生，瘀血去而血脉通，共奏温经散寒、活血止痛、暖宫祛瘀之功。

方二（北京名医李祥锦）

[组成] 青皮、乌药、益母草各30克

川芎、红花各10克　水2000毫升　醋50毫升取上药，加入水和醋，大火煮开，再用小火煎煮 30 分钟，等药冷却至 50℃时连渣倒入盆中泡脚，盆中药量应该浸没踝关节，如果药液不足量，可加适量温水，每次 30 分钟以上。

[功效] 本泡脚方调和气血、化瘀止痛。

[主治] 适用于气滞血瘀所致痛经。

方三（北京名医李祥锦）

[组成] 川芎 3 克　茶叶 6 克

加水 1 盅（300 ～ 400 毫升），煎至 200 毫升，即可。

[服法] 每日 1 ～ 2 剂，于饭前热服。

[功效] 活血化瘀、行气止痛。

[主治] 适用于月经不调、痛经、闭经、产后腹痛、风热头痛、胸痹心痛等疾病。

方四（北京名医李祥锦）

[组成] 玫瑰花、月季花各 9 克（鲜品均用 18 克）

上药共研成粗末，以沸水冲泡，闷 10 分钟，即可。

[服法] 每日 1 剂，不拘时温服。连服数天，在行经前几天服为宜。

[功效] 活血化瘀、理气止痛。

[主治] 适用于气滞血瘀所致的月经量少，经色黯或有血块或闭经，经期腹胀痛。

方五（蒲辅周）

[组成] 南沙参 4 钱　　炒栀子 3 钱　　粉牡丹皮 3 钱

真郁金 3 钱　　酒黄芩 3 钱　　制乳香、制没药各 3 钱

醋香附 3 钱　　单桃仁 3 钱　　当归身 4 钱

　　　　小川芎 3 钱　　　延胡索（酒炒）3 钱

　　　　小川黄连 5 钱　细生地黄 4 钱　六神曲（布包）3 钱

　　　　甘草梢 2 钱　　　生藕节 5 枚

[功效] 清热止痛。

[主治] 适用于血热所致痛经。

方六（蒲辅周）

[组成] 白术 2 钱　桂枝 2 钱　　当归 2 钱　　　泽泻 2 钱　香附 2 钱

　　　　茯苓 3 钱　益母草 3 钱　川芎 1 钱 5 分　延胡索 1 钱 5 分

[主治] 适用于痛经证属脾虚湿滞者。

方七（蒲辅周）

[组成] 当归 2 克　　桂枝 2 克　　白芍 9 克　细辛 3 克

　　　　通草 3 克　　生姜 3 片　　大枣 12 枚　吴茱萸 4.5 克

　　　　鸡血藤 12 克　炙甘草 4.5 克　红糖为引

[主治] 适用于痛经证属血虚寒闭者。

方八（国医大师班秀文）

[组成] 鸡血藤 20 克　丹参 15 克　熟地黄 15 克　（川）白芍 10 克

　　　　续断 10 克　　阿胶 10 克　　益母草 10 克　蒲黄炭 10 克

　　　　煅牡蛎 30 克　甘草 6 克

[服法] 每日 1 剂，水煎服。

[功效] 补益肝肾、固冲止血。

[主治] 适用于肝肾亏损、冲任不固所致的崩漏。

[方解] 方中熟地黄、阿胶、白芍、续断、益母草，温补肝肾、固冲止血；鸡血藤、丹参，养血、祛瘀生新，化中有止，化瘀而不伤正；蒲黄炭、

煅牡蛎，固摄止血，止中有化，使血止而不留瘀；白芍、甘草合用即芍药甘草汤既能酸甘化阴，又可缓急止痛。诸药合用，共奏温补肝肾、固冲止血之功。

方九（蒲辅周）

[组成] 鹿角霜2两　龟甲1两　红参2钱　续断2钱　白术2钱　补骨脂3钱　海螵蛸3钱　杜仲4钱　龙眼肉5钱

[主治] 适用于气血两虚、各种瘀滞所致崩漏。

方十（国医大师李琦）

[组成] 海螵蛸20克　莲房炭50克　生地黄炭40克　当归10克　胡黄连10克　知母15克　升麻10克　白芍药20克　木香10克　煅牡蛎20克　甘草20克　大枣10枚

[服法] 每日1剂，水煎服。

[功效] 和胃益气、滋阴敛血、固经止漏。

[主治] 崩漏（功能性子宫出血）。

（二）乳腺增生

乳腺增生病属中医"乳癖"之范畴，是以乳房肿块、胀痛为主要临床表现。气滞、痰凝、血瘀、冲任失调是其主要病机。故临床上治疗遵循治病求本的原则，以补肾助阳、调经冲任为基础，佐以疏肝理气、活血化瘀、化瘀软坚。

方一（北京名医杨凤玲）

[组成] 当归、莪术、桃仁各10克　穿山甲、鹿角片各10克　仙茅、肉苁蓉、皂刺、香附、郁金各15克

[服法] 每日1剂，水煎服。

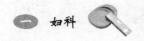

[加减法] 舌暗，脉弦伴气滞者，加青皮、柴胡各 15 克；舌有瘀点，脉沉涩者，加三棱、赤芍各 10 克，丹参 20 克；月经不调，痛经者，加益母草 15 克，红花 9 克，栀子、牡丹皮各 15 克；肾虚伴腰痛者，加菟丝子、枸杞子、杜仲各 20 克；乳头溢液者，加薏苡仁 15 克，泽泻 12 克。

方二（北京名医杨凤玲）

[组成] 土茯苓（干品）40 克　　川贝母 20 克　　海蜇皮 80 克　　马蹄 8 个
　　　　陈皮 1 角　　　　　　　鹧鸪 1 只　　　盐少许

将鹧鸪洗干净，去毛及内脏。土茯苓、川贝母分别浸洗干净。海蜇皮用清水浸透，洗干净。切成丝状。马蹄清水洗净，去蒂、去皮，切厚块。陈皮用清水浸透。洗干净，备用。瓦煲内加入清水，先用猛火煲至水开，然后放入以上全部材料，等水再开，改用中火继续煲 3 小时左右，以少许盐调味，即可以饮用。

[功效] 本汤清热除痰、软坚散结，抗肿瘤。

[按语] 日常饮用，清热气，除热痰，大便畅通，则免便秘、痔疮肿痛等症状。如果患上乳腺癌病，乳房出现结块、坚硬不平、腋下瘰疬、胸闷胁胀、咳嗽痰多、饮食减少、消化不良，可用作食疗。

（三）子宫肌瘤

本病可根据其临床表现，如子宫增大，久不怀孕，月经不调，阴道不规则出血，痛经、腰痛等，结合妇科检查、基础体温测定、内分泌检查，以及实验室检查（如 B 超、X 线等）做出诊断。治疗时采用扶正为先，或祛邪为主，或扶正祛邪并进，随证施治。

方（国医大师邓铁涛）

[组成] 桂枝 12 克　　云茯苓 12 克　　赤芍 12 克　　桃仁 12 克

牡丹皮 12 克　三棱 10 克　莪术 10 克　炒山甲 12 克

[功效] 活血化瘀、削坚散结。

[主治] 子宫肌瘤。

[加减法] 月经过多或经期延长可先服胶艾四物汤以止血，腹痛甚可加服失笑散或五灵止痛散。

[附] 子宫肌瘤丸：桂枝、茯苓、赤芍、桃仁、牡丹皮、蒲黄、五灵脂各等份为末，炼蜜为丸，每丸 6 克，每晚服 3 丸。

（四）尿路感染

在尿液通过的地方，常常遭到大肠埃希菌等细菌的侵犯而感染，统称为尿路感染，包括肾盂肾炎、膀胱炎、尿道炎。在急性期，患者有明显的小便次数增多，排尿急迫疼痛，有的还有发热、腰痛及全身不适等症状。

这些病症，中医称为"淋证"，认为是湿热下结膀胱而发，常见的有清热、利湿、通淋等治法。

方一（北京医师刘福奇）

[组成] 车前子、木通、瞿麦、萹蓄、滑石、大黄、山栀子、甘草梢各等份

上药研为粗末，每次服 6～9 克，每日 3 次。也可用以上药物各 9 克煎水服。市售的成药八正合剂，成分相同，每次服 20～30 毫升，每日 3 次。

方二（佚名）

[组成] 生地榆 30 克　生槐角 30 克　半枝莲 30 克　白花蛇舌草 30 克
　　　　大青叶 30 克　白槿花 15 克　飞滑石 15 克　生甘草 6 克

[服法] 水煎服。

[功效] 清热解毒、利湿通淋。

[主治] 急性泌尿系感染。

[加减法] 重症则剂量加倍；高热加柴胡 20 克，炒黄芩 15 克。

[按语] 本方有两个特点：首先，本方对孕妇及胎儿均无副作用，为孕妇的尿路感染提供了安全有效的方药；其次，本方曾对 15 例尿培养阳性的菌株做了体外菌试验，本方对金黄色葡萄球菌有明显抑菌作用，对其他常见致病菌如大肠埃希菌、副大肠埃希菌、产气杆菌、铜绿假单胞菌均无抑制作用，因而对金黄色葡萄球菌感染之尿路感染疗效更好，对其他细菌感染也有一定疗效，可能是通过抑菌外的其他途径达到治愈的目的。

方三（北京医师刘福奇）

[组成] 黄瓜、大米各 50 克　新鲜蒲公英 30 克

先将黄瓜洗净切片、蒲公英洗净切碎；大米淘洗先入锅中，加入水 1000 毫升，如常法煮粥，待粥熟时，加入黄瓜、蒲公英，再煮片刻，即可食之。

[功效] 本粥具有清热解暑、利尿、消肿之功效。

[主治] 适用于热毒炽盛所致咽喉肿痛、风热眼疾、小便短赤黄等。

方四（北京医师刘福奇）

[组成] 金银花 30 克　白花蛇舌草 15 克　鱼腥草 15 克　车前草 30 克　萹蓄 10 克　黄柏 10 克　小蓟 12 克

[服法] 每日 1 剂，水煎服，每日服 2 次。

[功效] 清热解毒、利湿通淋。

[主治] 适用于湿热蕴结膀胱所致的泌尿系感染。

方五（北京医师刘福奇）

[组成] 苦参 9～15 克　柴胡 9～18 克　黄柏 9 克　蒲公英 30 克

马齿苋 30 克　　石韦 30 克

[**功效**] 清热燥湿、利尿通淋。

[**主治**] 适用于膀胱湿热所致的泌尿系感染。

（五）产后身痛

产后身痛多因产后气血虚弱，经脉失养，或产后易出虚汗，卫阳不固。外邪乘虚袭于经络所致。故在治疗上应首先重视产后多虚的特点，采取相应治疗措施。

方一（北京医师王子瑜）

[**组成**] 潞党参 15 克　炙、生黄芪各 15 克　当归 10 克　桂枝 10 克

白芍 12 克　　鸡血藤 15 克　　　秦艽 10 克　防风 10 克

生姜 3 片

[**服法**] 水煎服，饭后服。

方二（北京医师钱伯煊）

[**组成**] 酒当归 12 克　红花 6 克　　川芎 10 克　　鸡血藤 12 克

生黄芪 15 克　桂枝 10 克　片姜黄 10 克　威灵仙 10 克

伸筋草 10 克　蜈蚣（研粉）1 条　　　生姜 8 片

[**服法**] 水煎服，饭后服。

（六）女子不孕症

凡夫妇同居 1 年以上，男方情况正常，没有采取避孕措施而未能怀孕，称为不孕症。婚后 2 年从未受孕，称为原发性不孕；有过生育或流产史，又

连续 2 年以上不孕，称为继发性不孕。

方一（国医大师颜德馨）

[组成] 小茴香 3 克　　　延胡索 9 克　赤芍 9 克　官桂 4.5 克

没药 4.5 克　　　　川芎 4.5 克　蒲黄（包）12 克

五灵脂（包）12 克　干姜 2.4 克　紫石英 30 克

[功效] 温经散寒、暖宫祛瘀。

[主治] 适用于气滞血瘀、胞宫寒凝所致的不孕症。

[方解] 方中用官桂、干姜为君药。官桂，性体纯阳，峻补命门，能益火之源，以消阴翳，为温补肾阳之要药，治宫寒不孕之上品。干姜，大辛火热，能走能守，温里散寒，助阳通脉。五灵脂味甘，性温，归入肝经，蒲黄能活血化瘀、行气止痛。小茴香、延胡索、没药 3 味药合用，则是为了行气化瘀。小茴香味辛微温，不燥不烈，能补命门、暖丹田、益肝肾、除寒湿、行滞气化癥瘕。延胡索，能行血中气滞，气中血滞，故专治一身上下诸痛。没药，能行气通脉、祛瘀散结。由此可见，三者相伍，重点是解决气滞而兼顾血瘀。川芎性温味辛，活血行气，祛风止痛，赤芍微寒，能清热凉血、散瘀止痛，二药合用能增强活血止痛之功效。

方二（不孕不育诊参考）

[组成] 熟地黄 15～30 克　菟丝子 15～30 克　枸杞子 15～30 克

女贞子 15～30 克　茺蔚子 15～30 克　淫羊藿 15～30 克

肉苁蓉 15～30 克　鹿角片 10～20 克　川续断 10～20 克

山茱萸 10～20 克　当归 10～20 克　　黄芪 20～30 克

赤芍 15～30 克　　香附 15～30 克　　丹参 15～30 克

泽兰 10～20 克　　红花 15～20 克　　苏木 10～20 克

[服法] 一般月经干净后服药，每日或隔日 1 剂。5～7 剂后可加大用量，

来月经前 5～7 天停用此药，可改服补血益气之品调理。

[加减法] 伴肝郁气滞且经前乳房胀痛者，加柴胡、八月札、郁金、绿萼梅、玫瑰花、青皮、川楝子等；伴心肝火旺且经前烦躁失眠者，加牡丹皮、炒栀子、龙胆草、夏枯草、首乌藤等；合并子宫内膜异位症且经行腹痛者，加桂枝、茯苓、三棱、莪术、土鳖虫、炮穿山甲、桃仁、大黄、九香虫等；合并盆腔炎者，加马齿苋、败酱草、大血藤、二妙丸、连翘、虎杖、薏苡仁等；阴虚甚者，加鳖甲、制何首乌、玄参、麦冬等。

[按语] 成熟型卵泡黄素化综合征用药，宜加桂枝、大黄、鸡血藤、怀牛膝、路路通、细辛、香附；早熟型（小卵泡黄素化型）未破裂卵泡黄素化综合征，要分肾阳虚或肾阴虚型，肾阳虚宜加巴戟天、仙茅、紫石英、肉桂等，肾阴虚宜加鳖甲、何首乌、玄参、生地黄等。

方三（北京名医祝谌予）

[组成] 广木香 10 克　当归 10 克　柴胡 3 克　　香附 3 克
　　　　紫河车 9 克　羌活 9 克　益母草 9 克　白芍 9 克

[服法] 水煎服。月经后第 10～15 天服本方 4～6 剂。

[功效] 疏肝解郁、养血调经。

[主治] 适用于多年不孕、月经先后不定期，经来腹痛、行而不畅，量少色暗、有小血块，经前乳房胀痛，精神抑郁、烦躁易怒，舌质正常或暗红、苔薄白，脉弦。

[方解] 广木香，善开壅导滞，升降诸气，为行气止痛之要药；香附，具有行气、调气调经，为气病之总司，女科之主帅；柴胡，疏肝解郁、理气调经，乃行滞气，疏利肝胆之良品；羌活，体轻气浓，善行气分，能散能行，功彻上下，遍达肢体，为拨乱反正之要药。以上诸药，皆为气病治疗之主药，是本方组成的主要阵容。益母草一味有活血调经之功，行血而不伤新血，养血而不留瘀滞，与其名实相符也。当归、白芍，养血柔肝，功在治本。紫河车，禀精血结孕而成，有温肾补精，养血益气之功，调经还需肾气

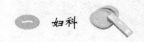

旺，任脉通、冲脉盛，是月事得以如期而潮的物质基础，是孕育的前提。

方四（国医大师颜德馨）

[组成] 柚子 1 个　雄鸡 1 只　姜、葱、盐、味精、绍酒各适量

将柚子去皮留肉，鸡杀后去毛，除内脏，洗净。将柚子肉放入鸡腹内，再放入锅中，加葱、姜、绍酒、盐、水，将盛鸡肉的锅置盛有水的大锅内，隔水炖熟即成。

[服法] 本品可供佐餐，宜常吃。

[主治] 适用于痰湿型不孕症患者。

方五（国医大师颜德馨）

[组成] 鲜海虾 400 克　米酒 250 克　菜油、葱、姜末各适量

鲜海虾洗净去壳，放入米酒。浸泡 10 分钟。将菜油放入热锅内烧热，再放入葱爆锅，加入虾、盐、姜连续翻炒至熟即成。

[服法] 每日 1 次，每次 50 ～ 100 克。

[主治] 适用于肾阳不足所致形寒肢冷、性欲冷漠者。

方六（国医大师颜德馨）

[组成] 新鲜枸杞子 250 克

新鲜枸杞子洗净，用干净纱布包好，绞取汁液。

[服法] 每日 2 次，每次 10 ～ 20 毫升。

[主治] 适用于肝肾阴虚、肝气郁结证，症见：多年不孕、腰膝酸软、两胁胀满等。

方七（国医大师班秀文）

[组成] 白术 3 克　当归 3 克　　白茯苓 3 克　黄芪（炒）3 克

远志 3 克　龙眼肉 3 克　酸枣仁 3 克　木香 1.5 克

炙甘草 1 克

[服法] 加生姜、大枣，水煎服。

[功效] 益气补血、健脾养心。

方八（国医大师班秀文）

[组成] 桂枝、茯苓、牡丹（去心）、桃仁（去皮、尖）、芍药各等份

上药五味，研成细末，过筛混匀，每 100 克加炼蜜 90 ～ 100 克，制成蜜丸如兔屎大。空腹服每次 1 丸，最多加至 3 丸。

[功效] 活血化瘀、缓消癥块。

方九（国医大师班秀文）

[组成] 柴胡 15 克　当归 15 克　白芍 15 克　白术 15 克

茯苓 15 克　生姜 15 克　薄荷 6 克　炙甘草 6 克

[服法] 酌定量，作汤剂煎服。

[功效] 疏肝解郁、健脾和营。

方十（国医大师班秀文）

[组成] 熟地黄 9 ～ 30 克　山药 6 克　枸杞子 6 克　炙甘草 3 克

茯苓 4.5 克　　　山茱萸 3 ～ 6 克（畏酸者少用）

[服法] 以水 2 盅，煎至 7 分，食远服。

[功效] 补益肾阴。

方十一（北京名医 李澍苍）

[组成] 墨旱莲 12 克　菟丝子 15 克　　淫羊藿 21 克　巴戟天 9 克

肉苁蓉 9 克　生、熟地黄各 12 克　白术 9 克　　刺猬皮 30 克

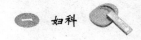

杭芍 9 克　　　生姜 3 片　　　红枣 4 枚

[按语] 本例属肝郁肾虚之证，肾阳不足本当补肾扶阳，以鼓动真火，因有肝气郁结，气机被遏，倘单用纯阳助热，恐助肝火而犯标本虚实之戒，故先以逍遥散之类调肝养血，继以渐次扶阳以助命火，阴平阳秘，故能摄精以成孕。

方十二（蒲辅周）

[组成] 红人参 6 克　　　茯神 9 克　　　炙甘草 6 克　　　龙眼肉 15 克

炒酸枣仁 15 克　　　炒远志 6 克　　　绵黄芪 30 克　　　巴戟天 15 克

杜仲 15 克　　　补骨脂 9 克　　　牛膝 6 克　　　龟甲 60 克

[主治] 女子不孕症之冲任不固，气血失调者。

（七）女性更年期综合征

所谓更年期，就是从中年期向老年期的过渡时期。大多数女性的更年期在 45—55 岁。一般而言，第一次月经来潮早的人，更年期来得比较晚。由于生育可以推迟女性的更年期，所以，没有生育史的人，更年期就比较早。更年期是人的生理和心理变化比较剧烈的一个时期。就女性而言，部分妇女进入更年期后，首先出现生育能力衰退和月经紊乱的现象，最后出现绝经。有些更年期女性产生自主神经调节失常和激素比例失调，导致失眠多梦、耳鸣眼花、头晕头痛、心悸胸闷、手足出汗、关节疼痛、肢体麻木、性欲冷淡或增强。也有一些女性因代谢紊乱而加重高血压、冠心病、高脂血症等疾病的某些症状。与此同时，还表现出精神状态和心理状态的改变，产生悲观、忧郁、烦躁、不安、易怒、多疑、唠叨和神经质等表现，严重时甚至还有可能出现类似于精神病的症状。所有这些症状被统称为女性更年期综合征。

方（国医大师周仲瑛）

[组成] 柴胡 5 克　　　赤芍 10 克　　　制香附 10 克　　夏枯草 10 克

牡丹皮 10 克　　丹参 10 克　　　焦栀子 10 克　　石斛 10 克

炒枳实 12 克　　瓜蒌 15 克　　　桃仁 10 克　　　熟大黄 5 克

玄参 10 克　　　生地黄 12 克　　桑寄生 15 克　　炒酸枣仁 20 克

知母 10 克　　　苦丁茶 10 克　　蒺藜 10 克　　　枸杞子 10 克

菊花 10 克

[功效] 清肝火、滋肝肾之阴、祛热。

[主治] 水亏火旺、肝郁化火、瘀热阻滞所致的更年期综合征。

（八）子宫部位癌症

　　子宫部位恶性肿瘤多发生于子宫颈、子宫体、子宫内膜部位。子宫体癌多起源于子宫内膜腺体，也被称为子宫内膜腺癌，其发生率仅次于宫颈部位的宫颈癌。宫颈癌是妇科最常见的恶性肿瘤，占生殖器官恶性肿瘤的半数以上，在此以宫颈癌为例。国际抗癌联盟统计：各国平均年龄 40 岁以后，宫颈癌发病率都有显著增加，55—65 岁为高峰，我国发病高峰较上述年轻。宫颈癌早期无症状，一些人是在体检时被发现，典型症状为：①阴道分泌物增多呈水样、米汤样、脓血性伴臭味；②阴道不规则出血，开始少量，接触性出血或大便后出血，继而出血持续甚至大出血；③疼痛，多见于腰骶部痛，癌肿压迫髂淋巴血管时，还可出现下肢肿胀疼痛；④尿频、尿急、血尿及肛门坠胀，便血及大便困难；⑤消瘦、贫血。宫颈癌预后与肿瘤临床期别、病理类型及治疗方法是否完善有关，手术 I 期 5 年生存率达 95% 以上，II 期约 75% 以上；放疗 I 期 5 年生存率 93% 以上，II 期 82% 以上。子宫部位癌症相当于中医学的"带下""崩漏""癥瘕""阴覃"等病。

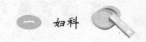

方一（北京名医张宗岐）

[**组成**] 蜈蚣3条　　全蝎6条

　　　　昆布、海藻、当归、续断、半枝莲、白花蛇舌草各24克

　　　　白芍、香附、茯苓各15克　柴胡9克

[**服法**] 每日1剂，水煎服，佐服云南白药2克。

[**功效**] 解毒祛瘀、散结消肿。

[**主治**] 宫颈癌。

[**加减法**] 脾湿带下甚者，加山药、草薢各24克；中气下陷者，加黄芪15克，升麻、白术各10克；便秘甚者，加火麻仁24克。

方二（北京名医张宗岐）

[**组成**] 蜀羊泉18克　大枣5枚　明党参5克　红茜草3克

[**服法**] 每日1剂，水煎服。

[**功效**] 清热解毒。

[**主治**] 宫颈癌。

方三（北京名医张宗岐）

[**组成**] 柴胡6克　　川芎6克　　当归6克　　白芍6克　　熟地黄6克

　　　　椿皮6克　　白果6克

[**服法**] 每日1剂，水煎服。

[**功效**] 补虚扶正、化瘀散毒。

[**主治**] 宫颈癌（晚期）。

方四（北京名医张宗岐）

[**组成**] 归尾20克　　　赤芍12克　　　苍术12克　　　猪苓草12克

土茯苓 60 克　　乳香 10 克　　没药 10 克　　金银花 15 克

生薏仁 30 克　　槐花 15 克　　冬瓜仁 30 克　　青木香 12 克

全蝎 6 克　　　蜈蚣 2 条

[**服法**] 每日 1 剂，水煎服。

[**功效**] 利湿解毒。

[**主治**] 宫颈癌（Ⅲ期，菜花型）。

[**加减法**] 出血或血性分泌物多时，加贯众炭 12 克，卷柏 12 克，莲蓬炭 12 克；小腹下坠，有里急后重者，加炒槟榔 10 克，白头翁 9 克。

方五（北京名医张宗岐）

[**组成**] 半枝莲 30 克　　土茯苓 30 克　　白英 30 克　　薏苡仁 30 克

蒲公英 15 克　　当归 15 克　　阿胶 9 克　　甘草 9 克

莪术 12 克

[**服法**] 每日 1 剂，水煎服，煎 2 次分服，同时配合外用药涂搽。

[**功效**] 清热解毒利湿。

[**主治**] 宫颈癌。

[**加减法**] 腹痛，加蒲黄 9 克，五灵脂 9 克；腰背痛，加桑寄生 18 克，续断 12 克；出血，加阿胶珠 5 克，蚕沙炭 15 克。

方六（北京名医张宗岐）

[**组成**] 鲜白英藤 30 克　　山楂炭 30 克　　土茯苓 60 克　　红枣 30 克

鲜佛甲草 45 克　　虎杖 15 克　　制龟甲 24 克

[**服法**] 每日 1 剂，水煎服，煎 2 次分服，可连续服至痊愈。

[**功效**] 养阴清热、燥湿解毒。

[**主治**] 宫颈癌。

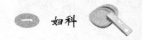

方七（北京名医王仰宗）

[组成] 白毛藤 12 克　土茯苓 12 克　苦参 12 克　干脐带 12 克
　　　　半枝莲 12 克　蔓头回 12 克

[服法] 每日 1 剂，水煎服，煎 2 次分服。

[功效] 清热解毒燥湿。

[主治] 宫颈癌。

[加减法] 带下，加白槿花 6 克，糯根皮 12 克，白鸡冠花 12 克。

方八（广州名医卢时杰）

[组成] 樗白皮 20 克　　槐花 4.5 克　　当归 10 克　　白芍 10 克
　　　　阿胶 9 克　　　炒五灵脂 12 克　蜀羊泉 30 克　鳖甲骨 15 克
　　　　龟板胶 10 克　海藻 10 克　　昆布 9 克　　丹参 15 克

[服法] 每日 1 剂，水煎服。

[功效] 育阴养血、行瘀散结。

[主治] 宫颈癌。

方九（广州名医卢时杰）

[组成] 蒲公英 30 克　野菊花 15 克　金银花 30 克　土茯苓 30 克
　　　　半枝莲 30 克　薏苡仁 30 克　茵陈 30 克

[用法] 每日 1 剂，水煎服。

[功效] 清热解毒、化湿消痈。

[主治] 适用于湿热蕴毒型宫颈癌。

方十（广州名医卢时杰）

[组成] 青葙花 30 克　　金银花 20 克　　女贞子 12 克

芡实 20 克　　　薏苡仁 20 克　　　地榆 20 克

[服法] 每日 1 剂，水煎服。

[功效] 清热解毒、化浊除湿。

[主治] 宫颈癌。

方十一（广州名医卢时杰）

[组成] 蜀羊泉 30 克　　　白花蛇舌草 4.5 克　　　山豆根 10 克

漏芦 15 克　　　墓头回 10 克　　　贯众 10 克

首乌藤 30 克　　　豨莶草 15 克　　　合欢草 15 克

[服法] 每日 1 剂，水煎服。

[功效] 清热解毒、散结消肿。

[主治] 宫颈癌。

方十二（广州名医卢时杰）

[组成] 制大黄 6 克　　蜈蚣 2 条　　地鳖虫 3 克　　桃仁泥 6 克

乳香 6 克　　没药 9 克　　当归 6 克　　莪术 9 克

首乌藤 30 克

[服法] 每日 1 剂，水煎服，同服牛黄醒消丸，每日 2 次，每次 1.5～3 克。

[功效] 活血化瘀、解毒散结。

[主治] 宫颈癌，体质强壮者。

方十三（广州名医卢时杰）

[组成] 大黄 2 克　　芒硝 3 克　　牡丹皮 4 克　　桃仁 4 克

瓜子仁 4 克　　苍术 4 克　　薏苡仁 6 克　　甘草 2 克

[服法] 每日 1 剂，水煎服。

[功效] 清热通腑、化浊散瘀。

［主治］宫体癌初期。

方十四 （广州名医卢时杰）

［组成］白英 60 克　大枣 30 条

［服法］每日 1 剂，水煎服。

［功效］扶正气、解毒散结。

［主治］宫颈癌。

方十五 （广州名医卢时杰）

［组成］败酱草 20 克　忍冬藤花 20 克　蒲公英 30 克　桑寄生 30 克

　　　　薏苡仁 15 克　白芍 15 克　　　萹蓄 12 克　　全蝎 3 克

　　　　海藻 10 克　　五加皮 10 克　　昆布 10 克　　银翘 10 克

小金丹 6 粒随药吞服。

［服法］每日 1 剂，水煎服。

［功效］清热、解毒、利湿。

［主治］宫体癌术后复发。

方十六 （广州名医卢时杰）

［组成］山药 10 克　　山茱萸 10 克　牡丹皮 10 克　茯苓 10 克

　　　　知母 10 克　　黄柏 10 克　　生地黄 15 克　泽泻 15 克

　　　　紫草 15 克　　蒲黄 15 克　　蒲公英 20 克　薏苡仁 20 克

　　　　地骨皮 30 克　白花蛇舌草 30　白毛藤 30 克

［服法］每日 1 剂，水煎服。

［功效］滋补肝肾、泻火解毒。

［主治］肝肾阴虚型宫体癌。

方十七（广州名医卢时杰）

[组成] 黄芪 30 克　　桂圆肉 15 克　　当归 6 克　　白芍 15 克

　　　　广皮 10 克　　甘草 6 克　　　半夏 9 克

[服法] 每日 1 剂，水煎服。

[功效] 益气养血、扶正散结。

[主治] 宫颈癌。

方十八（广州名医卢时杰）

[组成] 章鱼 5 克　　白毛藤 50 条　　茜草 25 克

[服法] 将章鱼洗净，同白毛藤、茜草一起置入锅内，加水适量，上火熬汤至鱼肉熟烂，去药渣，留汤，鱼食之。食章鱼，饮汤。

[功效] 清热解毒、活血化瘀、防癌抗癌。适用于宫颈癌热象明显者。

方十九（广州名医卢时杰）

[组成] 黄芪 9 克　　　　白芍 6 克　　　甘草 6 克　　　　蚤休 12 克

　　　　败酱草 15 克　　铁树草 15 克　　半枝莲 15 克

[服法] 每日 1 剂，水煎服。

[功效] 益气扶正、清热解毒。

[主治] 宫颈癌。

方二十（广州名医卢时杰）

[组成] 白花蛇舌草 30 克　　半枝莲 15 克　　生薏苡仁 15 克　　茵陈 15 克

　　　　青陈皮 9 克　　　　郁金 9 克　　　香附 9 克　　　　当归 6 克

　　　　白芍 9 克　　　　　黄芩 9 克　　　首乌藤 30 克

[服法] 每日 1 剂，水煎服。

[功效] 清热解毒、疏肝理气。

[主治] 宫颈癌。

方二十一（广州名医卢时杰）

[组成] 羊肉 320 克　鲜鱼（480 克左右）1 条　白萝卜 1 个

芫荽、蒜苗、盐、葱、姜、酒、油、冷水各适量

将羊肉切成大块，放入开水中，同切片的萝卜煮 15 分钟，汤和萝卜另置不用。羊肉放入锅内，加水（约为容器的 2/3）、葱、姜、酒煮至熟透（约需 2 小时）。若汤太少，可加适量开水。将鱼用油煎透后，入羊肉锅内煮 30 分钟。汤中加入盐、撒上芫荽、蒜苗、葱末，即是美味可口的羊鱼汤。

[功效] 补气益气、生血除烦。

[主治] 子宫癌。

方二十二（广州名医卢时杰）

[组成] 剔净的蛇身 960 克　鸡肉 150 克　水发冬菇、水发木耳各 40 克

姜、陈皮、柠檬叶各适量

将蛇入清水锅内煮熟，取出拆肉丝，蛇头用纱布包好，再放回汤内，加陈皮熬煮。将鸡肉切丝，冬菇、木耳、姜也切成丝，木耳、冬菇入沸水中烫一下待用。蛇汤熬入味后，亦可加猪骨，使汤更浓，捞出蛇头，加上冬菇、木耳、鸡丝及调料，再煮几分钟后，淋点麻油，勾薄芡即可。

[功效] 扶正解毒、通经活络。

[主治] 宫颈癌。

方二十三（广州名医卢时杰）

[组成] 黑木耳 12 克

当归、白芍、黄芪、甘草、陈皮、桂圆各 4 克（其煎剂称六味汤）

[服法] 先将黑木耳煎水饮服；六味汤早晚煎汤另服。黑木耳汤，日服 2 次，六味汤早、晚空腹各服 1 次。

[功效] 补气血、凉血止血，润燥利肠。

[主治] 治疗女性阴道出血、阴道癌及宫颈癌。

[按语] 本汤有一定的抗癌活性，能显著提高人体的免疫功能。六味汤为补气血、扶正气的强身方药，它与黑木耳配合，有补虚强身、扶正抗癌之效。

方二十四（北京名医张宗岐）

[组成] 槐耳 10 克

上为细末，水煎，代茶饮，每日 1 剂。本茶剂再配合六味汤（当归、白芍、黄芪、甘草、陈皮、桂圆肉），水煎温服，对治疗子宫癌有一定疗效。

方二十五（北京名医张宗岐）

[组成] 青皮 10 克　生麦芽 30 克

2 味同煎，先用武火烧沸，再用文火煮熬 5 分钟，滤渣，装罐即成。

[功效] 疏肝理气。

[主治] 宫颈癌。症见：胸胁胀满、情绪抑郁、小腹胀痛、口苦咽干、白带多、阴道不规则出血，舌质稍暗，脉弦者。

方二十六（北京名医孔光一）

[组成] 赤小豆 50 克　陈皮 60 克　活鲤鱼 1 尾（约 2000 克）
　　　　葱、姜调料各适量

鲤鱼去鳃、鳞、内脏，洗净，将赤小豆、陈皮塞入鱼腹，放入盆内，另加适量姜、葱、料酒等，再加少量开水，上笼蒸 1.5 个小时后，即可食用。

[功效] 清热利湿。

[主治] 宫颈癌。症见：白带异常（如米泔，黄，粉污或恶臭），少腹胀

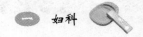

痛，舌质稍红，脉滑数者。

方二十七（北京名医孔光一）

[组成] 桃树（当年新发枝，玄叶柄）2～3尺（约250克） 鸡蛋3个

桃树枝折成一寸长，放入砂锅中与鸡蛋同煮约3小时，至鸡蛋变深褐色，蛋清呈茶黄色为止。

[服法] 早、午、晚各食1个鸡蛋，连用1～2个月为1个疗程。

[功效] 宫颈癌。

[按语] 要注意桃树枝必须是当年的新枝，用手或瓷片折断，切忌用铁器煎煮。

方二十八（北京肿瘤专家李佩文）

[组成] 乳香、没药各1克 鲜鸡蛋2枚 牛奶500毫升

　　　　青豆50克 　　　淀粉50克

将乳香、没药、鸡蛋清、味精、细盐加入牛奶中，调匀。将蛋黄打碎，稍加味精、精盐，蒸熟切成小丁。青豆炒熟。将油锅烧热，倒入调匀的牛奶和蛋清不时翻炒成糊状，起锅装盘，再撒上蛋黄丁和青豆，即可佐餐食用。

方二十九（北京肿瘤专家李佩文）

[组成] 香菇50克 老鸭1只

将老鸭去毛及内脏洗净。香菇发开洗净与老鸭一起放入锅中，加水炖煮至肉熟烂，和盐调味，饮汤食肉。

[按语] 适用于各期宫颈癌患者食用。

方三十（北京名医许润三）

[组成] 以柴胡、枳实、赤芍、生甘草、丹参、三七粉、葛根、生黄芪、

麦冬等药为基本方。

[方解] 方取柴胡，宣通郁结、清瘀祛滞；枳实、赤芍，行气活血、凉血散瘀、消结除滞；生甘草，可清热；丹参、三七，化瘀消肿，祛留滞；生黄芪，益气养血；麦冬，滋阴生津，意在寄补于通中，寓润于散之内。另可酌加通络之品，如穿山甲、路路通、石见穿等。盖脉络病变，非通不能入脉，非通无以流畅气血也。

[按语] 同时配合外治，可以弥补内治所不及。《医碥》："亦有不痛者，日久则正气另辟行径。不复与邪相争，或邪另结窠囊，不碍气血隧道之故，此为难治，以药不易到也。"故强调"凡治积……必兼用膏药熨贴及艾灸乃除。"对此病，余亦很重视外治法，常以行气活血、散结祛滞药为主，辅以气味俱厚、行经走络、开窍透骨之品，组成灌肠方、通药方，配合内治法进行治疗，通过临床观察，已显示出内外合治法较单纯内治法为优。

（九）乳腺癌

乳腺癌是发生在乳腺组织的恶性肿瘤，是妇女最常见的癌肿之一。其发病率在我国十大恶性肿瘤中居第五位。乳腺癌发病与月经、婚姻、孕产、哺乳、体形、饮食习惯、乳房外伤、乳腺良性疾病、乳腺癌家族史及经济生活等因素有关。多发生于40—60岁之间绝经期前后的女性，男性极少发生。

临床表现如下。

1. 乳房肿块：乳房长有硬块，多无疼痛，约1/3患者伴有不同程度的隐痛或刺痛。特别是位于乳房外上方的肿块，更应警惕。乳腺癌患者大约95%以上有肿块出现。

2. 皮肤改变：乳房皮肤出现凹陷，类似"酒窝"，或局部皮肤变得粗糙，呈"橘皮样"改变。

3. 乳头症状：乳头可出现回缩、糜烂、溢液。

4. 乳房疼痛：乳房无规律地出现隐痛、钝痛、牵拉痛或刺痛，痛点固定，呈阵发性或持续性疼痛。

5. 乳房显著增大、皮肤红肿，为炎性乳腺癌。

6. 淋巴结肿大。区域性淋巴结肿大为首发症状，同侧腋下淋巴结肿大最多见。

方一（北京肿瘤专家李佩文）

[组成] 八角金盘 12 克　　蜂房 12 克　　山慈菇 30 克　　石见穿 30 克

　　　　八月札 30 克　　皂角刺 30 克　　黄芪 30 克　　丹参 15 克

　　　　赤芍 15 克

[服法] 每日 1 剂，水煎服。

[功效] 益气活血解毒。

[主治] 乳腺癌。

方二（北京肿瘤专家李佩文）

[组成] 茜草根、白芥子各 9 克　　人参、忍冬藤、黄芪、当归各 50 克

　　　　白术（土炒）100 克　　茯苓 20 克

[服法] 每日 1 剂，水煎服。

[功效] 益气化痰、活血消岩。

[主治] 乳腺癌Ⅳ期患者。

方三（北京肿瘤专家李佩文）

[组成] 当归 45 克　　夏枯草 45 克　　橘核 12 克　　白芷 9 克

　　　　僵蚕 6 克　　牡丹皮 6 克　　爵床草 30 克

[服法] 每日 1 剂，水煎服或用水酒炖服。

[功效] 活血化瘀。

[主治] 乳腺癌。

方四（北京肿瘤专家李佩文）

[组成] 当归、川芎、白芍、熟地黄、人参、白术、茯苓各6克
　　　　炙甘草3克　生姜3片　大枣2枚

[服法] 每日1剂，水煎服，饭前服。

[功效] 益气补血。

[主治] 乳腺癌Ⅱ期手术患者。

方五（北京肿瘤专家李佩文）

[组成] 天葵4.5克　贝母9克　煅牡蛎12克　甘草3克

[服法] 每日1剂，水煎服。

[功效] 化痰软坚。

[主治] 乳腺癌。

方六（北京肿瘤专家李佩文）

[组成] 土贝母15克　熟地黄30克　肉桂3克　　生甘草3克
　　　　麻黄2克　　姜炭2克　　鹿角胶9克　白芥子6克

[服法] 每日1剂，水煎服。

[功效] 温阳解毒。

[主治] 乳腺癌。

方七（北京肿瘤专家李佩文）

[组成] 土贝母、核桃隔、金银花、连翘各15克

[服法] 每日1剂，酒水煎服。

[功效] 清热解毒。

[主治] 乳腺癌已溃者。

方八（山东名医王铁民）

[组成] 六棱菊、野菊花、半枝莲各 30 克

[服法] 每日 1 剂，水煎服。

[功效] 清热解毒。

[主治] 乳腺癌。

方九（山东名医王铁民）

[组成] 金雀花 9 克　木馒头、天葵子、芸苔子各 30 克

　　　　漏芦 15 克　　八角莲、地鳖、白蔹各 9 克

[服法] 每日 1 剂，水煎服。

[功效] 活血解毒。

[主治] 乳腺癌。

方十（山东名医王铁民）

[组成] 白花蛇舌草、仙茅各 120 克

[服法] 每日 1 剂，水煎服。

[功效] 解毒助阳。

[主治] 乳腺癌。

方十一（山东名医王铁民）

[组成] 玉竹、浙贝母、青皮、柴胡各 9 克

　　　　当归、白芍、郁金、茯苓、山慈菇各 12 克

　　　　全瓜蒌 20 克　太子参 15 克

[服法] 每日 1 剂，水煎服。

[功效] 活血化痰解毒。

［主治］乳腺癌Ⅰ～Ⅱ期。

方十二（山东名医王铁民）

［组成］扛板归、土牛膝、白花蛇舌草各30克

［服法］每日1剂，水煎服。

［功效］解毒活血。

［主治］乳腺癌。

方十三（山东名医王铁民）

［组成］香橼12克　瓜蒌皮24克　制乳香、制没药各9克

　　　　甘草、橘叶各6克　　　当归12克

［服法］每日1剂，水煎服。可每日加服牛黄醒消丸3克及小金片9～12片，开水送服。

［功效］理气活血化痰。

［主治］乳腺癌。

方十四（山东名医王铁民）

［组成］海藻、海带、决明子各30克

　　　　女贞子、金银花、丹参、陈皮、熟地黄各15克

　　　　太子参18克　茯苓、枸杞子、石斛各12克

［服法］每日1剂，水煎服。

［功效］滋阴解毒、软坚散结。

［主治］乳腺癌。

方十五（北京名医李佩文）

［组成］茯苓9克　黄芪、青皮各4.5克

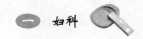

人参、川芎、柴胡、甘草、皂角子各3克

当归、白芍、生地黄、木瓜各6克

[服法] 每日1剂，水煎服。

[功效] 益气疏肝活血。

[主治] 乳腺癌。

方十六（北京名医李佩文）

[组成] 猪肠640克　莲子、淮山药各80克　薏苡仁40克

芡实、茯苓、盐各适量

将猪肠洗去油脂，洗净，翻过来，用盐或醋洗净肠液，再用沸水烫洗。将洗净的猪肠放入大深锅内，加入水至八分满，再加淮山药、茯苓、芡实，用大火煮沸后，改用小火煮20分钟。在锅内加入冷水浸泡之莲子和薏苡仁，用小火煮至猪肠烂熟，加少许盐，即可。

[功效] 健脾止泻。

[主治] 乳腺癌。

方十七（北京名医李佩文）

[组成] 银耳少许　干贝40克　豆腐480克　鸡茸（或鱼茸）150克

蛋清4个　鸡清汤、盐、味精、青菜叶、菱粉各适量

干贝置碗中，放水少许，上笼蒸熟。银耳以水发胀，豆腐捣泥，与鸡茸同放碗中，加鸡清、菱粉、盐、味精拌匀待用。再把青菜汁倒入茸中拌匀。然后将银耳、干贝及豆腐茸等放在一起，上笼用慢火蒸熟。起锅上火。倒入鸡清汤，调味烧开，再把蒸熟的物料推入汤中即成。

[功效] 有抗癌作用。

[主治] 阴虚内热型乳腺癌。

二 儿科

（一）小儿过敏性紫癜

紫癜是以皮肤、黏膜出现暗色斑块及其他部位出血为主要表现的出血类疾病。中医又称"肌衄"等。见于西医"血小板减少性紫癜""过敏性紫癜"等疾病。

现代医学对本病主要采用去除诱因，避免接触过敏愿，消除感染，驱除肠道寄生虫，运用抗组胺药物、肾上腺皮质激素及免疫抑制疗法治疗。

本病在中医属于"斑""疹""衄血"范畴。一般多因阴虚阳亢，血热妄行所致，但也有证属虚寒者。时有热证表现者，宜采用清热解毒、凉血养阴、止血消瘀等法；表现虚证者，宜采用补气养血、健脾宁心、滋养肝肾等法；兼有风热、湿者，宜酌加疏风清热、化湿之品。

方（北京名医钱文燕）

[组成] 连翘 30 克　　生地黄 15 克　紫草 15 克　炒槐米 12 克

徐长卿 13 克　大枣 10 枚　　甘草 10 克

[服法] 水煎服。儿童酌减。10 剂为 1 个疗程。

[功效] 凉血解毒。

[主治] 单纯型过敏性紫癜。

[加减法] 胃肠型呕吐者，加半夏 12 克，竹茹 10 克；腹痛，加白芍 30 克；便血，加炒地榆 20 克；关节型，加薏苡仁 30 克、防风 15 克；肾炎型尿蛋白者，加茯苓 30 克，黄芪 20 克，山药 15 克；白细胞高者，加蒲公英 20 克；红细胞高者，加茅草根 30 克。

（二）小儿厌食

厌食是指较长期的食欲减低或消失。目前认为主要由两种因素造成：一种是局部或全身疾病影响消化系统的功能，使胃肠平滑肌的张力降低、消化液的分泌减少、酶的活力减低；另一种是中医神经系统受人体内外环境各种刺激的影响，使消化功能的调节失去平衡，包括环境、气候、药物等因素及不良饮食习惯等。本症以1—6岁的小儿多见。

中医认为，本症多由饮食不节、喂养不当影响脾胃受纳功能或素体脾胃虚弱所致。

方一（佚名）

[组成] 淮山药15～20克　鸡内金9克　粳米150克　白糖适量

将山药、鸡内金研成细末；将锅置火上，放入适量清水，再加入粳米、山药、鸡内金煮粥，熟后加适量白糖调味即可。

[方解] 山药是甘平之品，健脾益气；鸡内金则能有健胃消食，开胃消滞。两者合用，有健脾开胃、消食导滞作用。同时，山药和鸡内金性味平和，亦养亦消，针对小儿饮食停滞和脾胃虚弱都有良好的调理作用。早期时候，还可以吃化食丸、保和丸等健胃消食的药物，再辅以淮山药内金粥加以调养，效果会更好。

方二（北京名医钱文燕）

[组成] 神曲10～25克　粳米适量

先将神曲捣碎、煎取药汁后，去渣，入粳米一同煮为稀粥。

[功效] 健脾胃、助消化。

[主治] 适用于脾失健运所致厌食症。

方三（北京名医钱文燕）

[组成] 锅焦（炒黄）、莲肉各 120 克

莲肉去心、蒸熟后，干燥，与锅焦共为细面，每次 3～5 匙，加白糖，开水调匀温服，日 3 次。

[功效] 补中健脾、消食开胃，常食可增加食欲。

方四（北京名医钱文燕）

[组成] 鲜麦冬 500 克　白蜜适量

将鲜麦冬捣汁，入白蜜，隔水加热至饴糖状。每服七匙，用温水或白开水化服。

[主治] 适用于小儿体虚所致厌食。

（三）小儿惊风

本病又称抽风、抽搐或抽筋，现代医学称为惊厥，是小儿常见的急症之一。临床以颈项强直，四肢抽搐，甚则角弓反张或意识不清为特征，又可分急惊风和慢惊风两大类。

本病多发生于 5 岁以下的儿童，年纪越小发病率越高，其病势凶险，严重者可威胁小儿的生命健康，亦列为"儿科四大证"之一。

方一（重庆名医张锡君）

[组成] 陈胆星 9 克　石菖蒲 9 克　郁金 9 克　陈皮 6 克　法半夏 6 克
　　　　茯苓 15 克　蔓荆子 9 克　柴胡 6 克　折耳根 30 克

[功效] 清暑、化痰、祛湿、开窍。

[主治] 适用于心包、痰湿、闭窍阻络所致的小儿惊风。

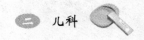

方二（重庆名医张锡君）

[组成] 龟甲 20 克　鳖甲 20 克　　生地黄 20 克　牡丹皮 9 克

白芍 15 克　麦冬 15 克　　石决明 30 克　沙参 30 克

钩藤 12 克　生牡蛎 30 克　麦芽 10 克

[功效] 滋阴、息风。

[主治] 适用于阴津亏损，虚风内动所致的惊风。

（四）小儿口疮

小儿口疮是一种小儿常见的口腔疾病，它以口腔内唇颊、上腭黏膜、牙龈及舌边等处出现数量及大小不等的浅黄色或灰白色溃烂面，并见周围红赤疼痛为特征。本病常由脾胃积热、心火上炎、虚火上炎等情况所致。

方一（北京小儿王刘弼臣）

[组成] 番茄数个

将番茄洗净，用沸水浸泡，剥皮去籽，用洁净纱布绞挤汁液。将番茄汁含口内，尽量多含些时间，一日数次。

[方解] 番茄性微寒，味甘、酸，有清热解毒、生津止渴作用，适用于脾胃积热型口疮。

方二（北京小儿王刘弼臣）

[组成] 西瓜　白糖

将西瓜肉去子，切成条，暴晒至半干，加白糖拌匀腌渍，再暴晒至干，再加白糖少许即可。

[方解] 西瓜能清热泻火、生津止渴，经常食用可治口疮，以及目赤、

热病口渴等。

方三（北京小儿王刘弼臣）

[组成] 葫芦瓜 500 克　冰糖、水各适量

将葫芦瓜洗净连皮切块，加水煲汤，用冰糖调味，饮汤，瓜可吃可不吃。

[方解] 葫芦瓜，味甘，性寒，能清热利尿、除烦止渴。《千金方》认为它"主消渴恶疮，鼻口中肉烂痛。"以葫芦瓜为主组成的药膳能清热止渴，对脾胃之热所引起的口疮有效。

方四（北京小儿王刘弼臣）

[组成] 生地黄 15 克　生石膏、粳米各 30 克

生石膏煎煮 1 小时去渣取汁，与生地黄、粳米煮粥。

[服法] 每日 1 次。

[功效] 清心泻火。

[主治] 口舌溃烂、口中热臭等症。

方五（北京小儿王刘弼臣）

[组成] 淡竹叶 6 克　灯心草 1.5 克　人乳汁（或牛乳）100 毫升

先煎竹叶、灯心草，取汁 10 毫升，兑入乳汁中和匀。

[服法] 每日数次，不拘多少。

[功效] 清心火、利湿热。

[主治] 小儿鹅口疮，症见：口舌生疮、小便赤涩，小儿夜啼等。

方六（北京名医杨凤珍）

[组成] 鲜荷叶　鲜冬瓜 500 克　水、食盐各适量

用鲜荷叶、鲜冬瓜，加水煲汤，食盐调味，饮汤食冬瓜。

[功效] 清热解暑、利尿除湿、生津止渴。

[主治] 民间常用以治疗暑天口渴心烦，肺热咳嗽，痰黄稠、小便短赤、口疮等症。

方七（北京名医杨凤珍）

[组成] 银耳 10～12 克　冷开水、冰糖各适量

将银耳洗净后放碗内，加冷开水浸，以浸过银耳为度，泡浸 1 小时左右，待银耳发胀后拣去杂物，再加冷开水及冰糖，放蒸锅内蒸熟，一顿或分顿食用，食银耳汁每日 1 次。

方八（北京名医杨凤珍）

[组成] 生地黄、大青叶各 6 克　生石膏、天花粉各 9 克

粳米 30 克　　　　　　　白糖适量

前 4 味煎汤，去渣后入粳米，白糖煮粥，每日 1 剂，连续服食 3～4 剂。

[功效] 滋阴降火。

[主治] 适用于虚火上炎所致的小儿疱疹性口腔疾病。

方九（北京名医杨凤珍）

[组成] 灶心土、竹叶各等量

灶心土煎水澄清，取清液煎竹叶，取汁，代茶饮。

[主治] 适用于心脾阴液不足，虚火上炎所致的口腔溃烂。

方十（国医大师徐景藩）

选取几个较大而完整的鸡内金，用镊子夹住，在酒精灯上直接烧至焦黑，然后放在干净的白纸上，等冷却后压研成细粉，贮存于小瓶中。用时先把口腔漱干净，用少量鸡内金炭粉敷抹于患处。如果是舌尖溃疡，可将手洗

净擦干，以少量鸡内金置于掌中，舌尖舔药即可。敷药后半小时内不要进食、饮水。每日 2 ～ 3 次。药粉经唾液混合，可以含后咽下。适用于屡发而伴有消化不良的口腔溃疡，无明显红、痛者。

方十一（广州名医卢集森）

[组成] 五倍子（炙）3 个　生石膏 10 克　冰片 0.3 克

上 3 味共研极细末，可直接少量敷抹，也可用少许蜂蜜调匀后敷之。

[服法] 每日 2 ～ 3 次。

[主治] 适用于口腔溃疡红、痛较重者。

方十二（广州名医卢集森）

1. 用吴茱萸粉末 12 克，以醋或茶或酒调成糊状，每晚睡前分贴两足心涌泉穴，连用 3 ～ 5 天。

2. 取吴茱萸、细辛各等份研末，以 30% 二甲基亚砜调成软膏，装瓶备用。每晚临睡前洗净双脚，擦干，取药膏如蚕豆大置伤湿止痛膏中心，贴于双足涌泉穴，每天换药 1 次，一般用药 4 ～ 5 天有显效。

3. 用生硫黄、硝石各半，水、面适量调敷双足心亦可。

此外，还可用明矾 100 克，溶入热水中泡足，每晚 1 次，每次 20 ～ 30 分钟。

方十三（广州名医卢集森）

[组成] 黄芩 10 克　竹叶 10 克　麦冬 15 克　金银花 10 克
　　　　菊花 10 克　青果 10 克

上药泡水含漱，每天 1 剂。

[按语] 曾有人报道用细辛煎液含漱法治复发性口腔溃疡，可取得较好疗效。细辛煎液的制备及用法：每天取细辛 10 克，加水 100 毫升，煎煮 5 ～ 10 分钟，取液 60 毫升，分 3 次口含漱，每次 10 ～ 15 分钟，漱后吐出，

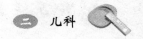

不可吞咽入胃，溃疡面愈合后即可停药。

方十四（广州名医卢集森）

[组成] 茄子100克　　　地龙25克　　　猪头骨30克

　　　　侧柏叶20克　　　灯心草15克　　冰片10克

采经霜打后的茄子（个小者为佳品）切片晒干或烘干，研细；地龙、侧柏叶焙黄研末；猪头骨放炉灶内煅透，灯心草直接用火烧成炭后共研细末；再取冰片用乳钵研细，加入诸药混匀同研为细末后，过筛装瓶备用。遇口腔溃疡者可直接取药粉涂撒溃疡面，一般经上药治疗5～6天可愈。

方十五（广州名医卢集森）

[组成] 老黄瓜1条　芒硝、金银花、甘草各适量

老黄瓜切去一小段，掏尽黄瓜子后，装入芒硝，再将切下的一小段盖上，悬挂在阴凉通风处，5天以后，可见黄瓜表面附着一层霜，每天用毛笔将黄瓜霜扫下来，装入瓶中。用时先将口腔溃疡面用金银花与甘草煎的汤洗净，然后将黄瓜霜撒于患处，每天3～4次。

（五）小儿遗尿症

遗尿症，俗称"尿床"，是指3周岁以上的小儿，睡眠中小便自遗或白天不随意排尿的一种症状。3岁以下的婴幼儿，由于身体发育不完善，排尿的正常习惯尚未养成或贪玩少睡，精神过度疲劳，均能引起暂时遗尿，这都不属于病态。若3周岁以上的幼儿尚不能控制排尿，每睡即遗，形成惯例，则应视为病态。

方一（北京小儿王刘弼臣）

[组成] 雄鸡肝1个　肉桂5克　葱、姜、盐、料酒各适量

将鸡肝洗净，分切 4 块，与肉桂一起放入砂锅内，隔水炖至鸡肝熟即成。

[服法] 每日 1 次，空腹食用。

方二（北京小儿王刘弼臣）

[组成] 生姜 30 克　炮附子 6 克　补骨脂 12 克

生姜捣泥，炮附子、补骨脂共研细末全为膏状，填入脐中。外用无菌纱布覆盖，脐布固定。5 天换 1 次。经换药 2～9 次即可痊愈。

方三（北京小儿王刘弼臣）

[组成] 山药、益智仁（盐炒）、乌药各 60 克　猪脬 1 具

前 3 味共为细末，用纱布包好，与猪脬共炖至熟。每日 2 次，吃肉饮汤。

[功效] 补阳止尿。

[主治] 适用于肾阳不足之遗尿。

方四（北京小儿王刘弼臣）

[组成] 鸡腰（炙令黄）1 具　黄芪 18 克　桑螵蛸（炒）1.2 克
牡蛎 18 克　　　　炙甘草 0.5 克

[服法] 每日 1 剂，水煎服。

[功效] 补肾止尿。

[主治] 适用于肾气虚弱所致遗尿。

方五（北京小儿王刘弼臣）

[组成] 白果 5 个　猪膀胱 250 克
料酒、精盐、胡椒粉、葱段、姜片、肉汤各适量

①洗净白果，去壳皮，去绿胚；②猪膀胱多次用清水洗净，放入沸水锅中氽透，捞出洗净尿臊味，切丝；③锅中放进料酒、盐、胡椒粉、葱、

姜、肉汤、猪膀胱、白果共煮，煮至猪膀胱熟烂，即成。

[按语] 此汤中猪膀胱，又称"猪脬"，能固脬缩尿。民间常用来治疗梦中遗尿。更配白果（银杏），以增强收涩缩尿的作用，常治疗遗尿、小便频数等病症。

方六（北京小儿王刘弼臣）

[组成] 长蛇鲻 500 克　料酒、姜片、葱段、胡椒粉、猪油各适量

将长蛇鲻去鳞，去鳃，剖腹去内脏，洗净，切成段，泡入清水中。坐锅烧热放入猪油，将葱、姜炸香。投入鱼段，烹上料油，注入清水，用武火烧沸改为文火炖煮至鱼肉熟加入精盐、胡椒粉调味，再烧几分钟即成。

[功效] 清热消炎、固脬缩尿。

[按语] 食肉饮汁，可治小儿麻痹后遗症、遗尿、遗精等症。民间还用来治疗咽喉痛等效果较佳。

（六）小儿蛔虫证及蛲虫证

蛔虫证及蛲虫证是小儿最常见的两种肠寄生虫病。这种病不仅给小儿带来痛苦，还会影响健康。

病从口入。如饭前、便后不洗手，爱在潮湿泥土间游戏，爱吮手指，吃未经洗净的瓜果生冷食物等，都容易使虫卵进入人体而发生疾病。

有蛔虫的小儿，可经常腹痛，面色青苍，形体消瘦，食欲不振，或易饥饿；有的饮食异常，不知饥饱，或嗜食异物，如土块、炉灰等。一般夜眠不安，睡中咬牙，爱俯卧，头上多汗，或肢冷等。

蛔虫于人体小肠内寄生，吸取养料滋长繁殖，消耗小儿营养，日久脾胃受损，渐趋消瘦，面色不荣。由于经常腹痛，故颜面青苍。

由蛔虫引起腹痛的特征：疼痛部位在肚脐周围，时间多发于空腹时或夜

间睡眠后，疼痛时发时止，疼痛较剧时，涕泪交流，痛不可忍，平时则若无所苦，嬉笑如常。

方一（北京小儿王刘弼臣）

[组成] 川黄连（或胡黄连）1钱　乌梅2钱　榧子2钱　雷丸子2钱
　　　　芫荑2钱　　　　　青皮2钱　　槟榔3钱　使君子3钱
　　　　川楝子2钱　　　　　熟大黄1钱　花椒2钱

[主治] 适用于经常腹部绞痛，食欲一般，或时好时坏，夜间咬牙，曾便下蛔虫。

方二（北京小儿王刘弼臣）

[组成] 党参3钱　炒白术3钱　　干姜2钱　　乌梅2钱
　　　　花椒2钱　青、陈皮各2钱　焦三仙各2钱　炙甘草1钱

[服法] 每日1剂，水煎2次，分2次早晚服，连服3剂。

[主治] 体质较弱的小儿，症见：颜面青苍，消瘦，经常腹部绕脐痛，食欲不振，夜卧不宁，咬牙，爱俯卧，头上出汗，大便不调，腹泻或便秘，曾便下过蛔虫者。

方三（北京小儿王刘弼臣）

[组成] 太子参3钱　　白术3钱　　　茯苓3钱
　　　　炒陈皮3钱　　山药3钱　　　炒神曲3钱
　　　　乌梅1钱　　　使君子3钱　　炙甘草1钱

[服法] 每日1剂，水煎2次，分2次早晚服，连服3～5剂。

[主治] 小儿驱虫后，症见：腹痛缓解，面黄肌瘦，纳差，大便不调，便溏或秘结，睡眠不安稳，多汗者。

方四（北京小儿王刘弼臣）

[组成] 乌梅 3 钱　　党参 3 钱　　细辛 5 分

黄连 1 钱　　桂枝 2 钱　　制附片 2 钱

干姜 1 钱　　当归 2 钱　　花椒 1 钱

[服法] 每日 1 剂，水煎 2 次，分 3 次服，连服 3 剂。

[主治] 适用于呕吐蛔虫，或腹痛剧烈，蛔虫上泛，窜入胆道，肢冷，自汗，惊厥等。

方五（北京小儿王刘弼臣）

[组成] 百部 3 钱　槟榔 3 钱　使君子 3 钱　青皮 2 钱

苍术 2 钱　黄柏 2 钱　甘草 1 钱

[服法] 每日 1 剂，水煎 2 次，分 2 次早晚空腹时服，连服 3 剂。

[主治] 蛲虫证，症见：肛门、会阴部位瘙痒，夜卧不宁，惊叫，间或腹痛、恶心、食欲不振等。

方六（蒲辅周）

[组成] 猪牙皂 3.5 钱　北细辛 3.5 钱　朱砂 2.5 钱　雄黄 2.5 钱

藿香 3 钱　　枯矾 1 钱　　白芷 1 钱　　桔梗 2 钱

防风 2 钱　　广木香 2 钱　贯众 2 钱　　陈皮 2 钱

薄荷 2 钱　　法半夏 2 钱　甘草 2 钱

共研细，和匀，收贮瓶中勿泄气。凡遇急症取 2～3 分吹入鼻中。再用 1～2 钱，姜汤冲服。

[功效] 去蛔止痛。

[主治] 对蛔虫所致腹痛有效。

三　男科

（一）遗精

遗精是指不因性生活而精液自行泄出的现象，有生理性与病理性的不同。一月四次以上者，方是病理性表现，其中有梦而遗者为"梦精"，无梦而遗者称为无梦遗精，甚至清醒时精液自行滑出者为滑精。多由肾虚精关不固，或心肾不交，相火妄动；或湿热下注，扰动精室；或脾虚不摄，精气外溢所致。

方一（佚名）

[组成] 五倍子30克　茯苓60克

上2药共为细末，为丸或散。

[服法] 每日空腹服6克，早晚各1次，温水送服。

[功效] 健脾宁心、敛肾固关、涩精下遗。

[主治] 适用于遗精。

[方解] 方中取《医学纲目》治遗精滑泄方意重用一味茯苓，本品味甘、淡，性平，归心、脾肾经，能补气健脾、宁心安神。人体之精其统化在脾，固藏在肾。脾气强健，则气血有源，血旺精盈，统摄有力，精归入肾，其症自愈。在方中配以五倍子，本品酸收而涩，功专固敛，善敛虚散之气，固滑脱之关，能敛气固精、止遗降火。肾气敛则关自固，精室清则精自止。如此配伍，肾强关固，精室清静，其症自愈。

方二（国医大师颜德馨）

[组成] 柴胡9克　　熟地黄30克　　紫石英30克　　红花9克

桃仁9克　　赤芍9克　　　川芎9克　　　当归9克

枳壳5克　　桔梗5克　　　牛膝5克

[服法] 每日1剂，水煎服。

[功效] 疏肝益肾、活血化瘀。

[主治] 遗精、早泄、阳痿、不射精、睾丸胀痛肿块、阴缩等男科疾病。对专服补肾药，实其所实之久治不愈患者尤宜。

[方解] 方中柴胡、枳壳、川芎、赤芍，疏肝理气，条达气机，使肝主宗筋。桃仁、红花、川芎、赤芍、当归，养血活血。熟地黄、牛膝、紫石英，滋补肾阴。诸药合用共奏调理气机、滋补肾气、活血化瘀之功。

[加减法] 早泄或梦遗者，去紫石英、牛膝，加黄柏9克，知母9克；阳痿者，加蛇床子9克，韭菜子9克；不射精者，加炮山甲9克，王不留行9克；睾丸胀痛者，加橘核6克，川楝子9克，小茴香6克；睾丸肿块者，加三棱、莪术、海藻、昆布各9克。

方三（佚名）

[组成] 煅老骨、五倍子各等份

上2药研细末，每晚以清水调成糊状，敷于双足涌泉穴，外用绷带固定，日间取去，连用7～10日。

[主治] 适用于遗精，亦可用于治遗尿、自汗、盗汗。以此药扑肛门，并可治脱肛。

方四（佚名）

[组成] 北五味子500克　　蜂蜜1000克

将五味子洗净，水浸后去核，再用水洗核，尽量取尽其味，过滤，加入蜂蜜，在炭火上熬成膏，收存瓶中，经 5 天出火性即可。

[服法] 每食 1～2 茶匙，空腹食用，开水送下。

[主治] 适用于咳嗽无痰、喘息口渴、遗精等症。

[按语] 五味子酸、咸，性温，可以敛肺滋肾、生津涩精。因收敛性强，故凡挟有外邪及内有湿热等症者，不宜食用。

方五（佚名）

[组成] 金樱子 100 克　蜂蜜 200 克

先将金樱子洗净，加水煮熬，2 小时出汤后再加水煮，如此 4 次，榨汁。将 4 次汤合，继续煮熬蒸发，由稀转浓，加入蜂蜜拌匀，冷却后，去上沫即可。

[服法] 每天食品 10～15 克。每日 2 次，白开水调食。

[主治] 适用于肾气亏虚而致的梦遗滑精，遗精白沫，小便不畅，女子带下，并伴有精神衰弱，失眠、盗汗等症。

[按语] 金樱子，味酸、涩，性平，功专固精缩尿且涩肠止泻，制成蜜膏，具有补肾益精作用。

（二）阳痿

阳痿是指男性生殖器不能勃起，或能举但不坚硬而早泄。本病有的与先天生长发育有关，有的是后天因病而致。中医认为，主要是两方面的原因。①肝经湿热。因肝的经脉络于阴器，故肝经湿热，即可影响至生殖功能，发为阳痿。②肾精不足。多由三方面因素产生：a.先天；b.脾肾两虚，先天肾精，须赖后天水谷之精的不断补充，如后天之脾不健，发生慢性消化不良如腹泻等病患，就会使肾精得不到正常的补充，发为阳痿；c.房室竭精，淫欲过度，使肾精亏损，发为阳痿。此外，尚有风痱、痿痹等病，由于肝肾之虚，亦多引起阳痿，因其重点不在本病，故不论列。

方一（北京名医印会河）

[组成] 龙胆草9克　栀子9克　　黄芩9克　柴胡9克
　　　　生地黄9克　车前子9克　泽泻9克　木通9克
　　　　当归15克

[主治] 肝经湿热所致阳痿。症见：头目昏眩、失眠多梦、心烦尿赤、阳痿早泄，苔黄腻、舌红，脉弦数。

[方解] 龙胆草、栀子、黄芩、柴胡，清燥肝经湿热；生地黄、当归，凉血养血；泽泻、木通，清利湿热。

[加减法] 早泄加金樱子9克；湿热甚者加知母、黄柏各9克。

方二（北京名医印会河）

[组成] 沙苑子9克　菟丝子9克　覆盆子9克　　枸杞子9克
　　　　五味子9克　破故纸9克　连衣核桃肉9克
　　　　鹿角胶（化冲）9克　　　紫河车15克　山茱萸9克

[功效] 强肾益精。

[主治] 肾精不足所致阳痿，症见：阳痿、面色发暗、腰膝痿软，苔白。

[方解] 沙苑子、菟丝子、覆盆子、核桃肉、鹿角胶、紫河车，强肾益精；破故纸、山茱萸，温补肝肾，助阳气以振阳事；枸杞子、五味子，养肝敛气，盖肝脉络阴器也。

[加减法] 早泄，加金樱子9克；阳痿日久，加海狗肾9克，阳起石15克；病由久泻引起，则须加吴茱萸9克，肉豆蔻9克。

方三（国医大师周仲瑛）

[组成] 生黄芪 50 克　　党参 15 克　　生白术 15 克　　炒苍术 10 克

生薏苡仁 20 克　　汉防己 15 克　　当归 15 克　　鸡血藤 15 克

黄柏 6 克　　怀牛膝 10 克　　炙全蝎 6 克　　炙蜈蚣 3 条

炙僵蚕 10 克　　乌梢蛇 10 克　　川石斛 10 克　　川续断 20 克

制南星 12 克　　淫羊藿 10 克　　怀山药 15 克

煅龙骨牡蛎（先煎）各 25 克　　炙水蛭 3 克　　生甘草 3 克

[功效] 脾胃双补、活血通络。

[主治] 适用于脾肾两虚、经络不通所致的阳痿。

方四（佚名）

[组成] 黄芪 30 克　丹参 30 克　川芎 20 克　赤芍 20 克

牛膝 20 克　当归 15 克　桃仁 10 克　红花 10 克

[服法] 每日 1 剂，水煎，每日 2 次服，30 日为 1 个疗程，可连服 3 个疗程。

[主治] 老年人阳痿。

（三）不育症

由男方引起的不育症主要如下。

1. 性功能障碍　分为以下 3 种。

(1) 阳痿：又称阳事不举。无法交合而致不能受孕。

(2) 早泄：指的是男女尚未交合即排精，因精子不能进入阴道而不孕。

(3) 遗精：或称少精。遗精过频者可致精子稀少而不孕。

2. 精液异常　正常人精液为白色或灰白色不透明的液体，平均每次 3～5

毫升，排出体外 30 分钟左右即自行液化。每毫升含精子 0.6 亿以上，活动精子数占 60% 以上，畸形者不超过 20%，不符合上述者标准者，则称为精液异常。无精子：又分真无精子和假无精子两种，前者指睾丸不能产生精子，后者指睾丸能产生精子，但因输精管阻塞而精子不能排出。

(1) 精子稀少：即多次精液检查精子在每毫升 0.6 亿以下者，若少于此数并非不能受孕，而是易受孕机会减少。一般认为，精子少于 0.2 亿者，不经治疗，则很难受孕。因为卵子排出时为一层放射冠和透明带所包围，精子所分泌的透明质酸酶能使透明带及放射冠的细胞分散，便于精子进入卵子。若精子少则透明质酸酶浓度太低，受孕的机会自然减少，中医学认为，精子稀少的主要原因是肾气不足。

(2) 精液不液化：精液排出体外，若 1 小时不液化，即为精液不液化。在阴道停留的时间越久，精子死亡率越高，故不易受孕，在正常情况下，精液排出体外，30 分钟左右即自行液化。

(3) 死精子过多：死精子超过 40% 就会影响受孕。中医认为，肾气不足或肾火偏旺，均可导致死精子过多。维生素 A、E 缺乏，精液中所含果糖减少，均对精子的活动有很大影响。

(4) 排精量少：当排精量少于 2 毫升时，因不足以稀释阴道的酸性分泌物，也可影响生育。

3. 先天性或后天生殖器官的器质性病变　如睾丸发育不全、隐睾、输精管阻塞、尿道下裂等器质性病变均不能受孕。

方一（山东名医王铁民）

[组成] 柴狗肾 1 具　　韭菜子 15 克　　蛇床子 10 克　五味子 10 克
　　　　菟丝子 30 克　补骨脂 12 克　　桑螵蛸 30 克　覆盆子 15 克
　　　　生山药 15 克　车前子（包）9 克　盐和酒各 9 克　全当归 12 克

[服法] 每日 1 剂，水煎服，分 2 次服。

方二（北京名医刘福奇）

[组成] 麻雀 10 只　菟丝子 15 克　枸杞子 15 克

精盐、料酒、花椒水、姜末、葱末、鸡清汤各适量

将麻雀去毛、内脏、脚爪、嘴巴，在沸水中焯一下，捞出洗净。将菟丝子去杂洗净，装入布袋，扎口；枸杞子去杂洗净。将麻雀、菟丝子、枸杞子、盐、料酒、花椒水、姜、葱同入锅中，注入鸡汤，煮至麻雀肉熟烂，拣出菟丝子后装入汤碗。

[功效] 助阳道、壮腰膝、补肝肾。

[主治] 适用于腰腿酸软、阳痿、早泄等性功能不全者。对妇女带下性功能减退，以及不育不孕等证有较好的疗效。

方三（北京名医刘福奇）

[组成] 柴狗肾 1 具　　　　　韭菜子 15 克　　　　蛇床子 10 克

五味子 10 克　　　　菟丝子 30 克　　　　补骨脂 12 克

桑螵蛸 30 克　　　　覆盆子 15 克　　　　生山药 15 克

车前子（包）9 克　　盐知母、黄柏各 9 克　全当归 12 克

[服法] 每日 1 剂，水煎服。

[功效] 补肾益精。

[主治] 适用于精子数少，成活率低者。

方四（北京名医刘福奇）

[组成] 枸杞子 9 克　　　菟丝子 9 克　　　五味子 9 克　　　覆盆子 9 克

车前子（包）9 克　党参 15 克　　　白术 9 克　　　茯苓 9 克

淫羊藿 9 克　　　川续断 12 克　　甘草 6 克

[服法] 每日 1 剂，水煎服。

[**功效**] 益肾精、补气血。

[**主治**] 适用于男子不育证属精子数少者。

方五 （北京名医刘福奇）

[**组成**] 枸杞子 30 克　覆盆子 30 克　川附子 24 克　蛇床子 30 克

菟丝子 30 克　炙甘草 30 克　山药 30 克　补骨脂 30 克

柴狗肾 1 具　益智仁 30 克　淫羊藿 30 克　五味子 15 克

山茱萸 9 克　韭菜子 15 克　紫河车 30 克　巴戟天 30 克

上肉桂 24 克　鹿鞭 1 具　熟地黄 30 克　砂仁 15 克

上药共为细末，配成水丸，每次服 9 克，日 2 次。

[**功效**] 大补肾阳。

[**主治**] 适用于精子成活率低者。

方六 （北京名医刘福奇）

[**组成**] 知母 9 克　　　黄柏 9 克　　生、熟地黄各 12 克

赤、白芍各 9 克　丹参 30 克　　淫羊藿 15 克　牡丹皮 9 克

车前子（包）9 克　金银花 30 克　生甘草 6 克

[**服法**] 每日 1 剂，水煎服。

[**功效**] 益精血。

[**主治**] 适用于精液不化所致男子不育者。

方七 （北京名医刘福奇）

[**组成**] 鹿角 10 克　龟甲 10 克　党参 12 克　枸杞子 10 克

五味子 8 克　菟丝子 10 克　韭菜子 9 克　陈皮 9 克

茯苓 10 克　车前子（包）10 克

[**服法**] 每日 1 剂，水煎服。

[主治]适用于肾气虚弱、命门火衰。症见：腰膝酸软、性欲低下、不能射精者。

方八（北京名医刘福奇）

[组成]阳起石 30 克　淫羊藿 15 克　巴戟天 9 克　胡芦巴 9 克
　　　炙黄芪 15 克　炒白术 9 克　广木香 9 克　广陈皮 9 克
　　　炙甘草 6 克　羊睾丸 1 对

[服法]羊睾丸为引，每日 1 剂，水煎服。

[主治]适用于阳痿、早泄所致不育者。

方九（北京名医刘福奇）

[组成]炒茴香、川芎各 6 克
　　　延胡索、没药、蒲黄、炒灵脂、川牛膝各 10 克
　　　当归、赤芍各 12 克　琥珀末（冲）3 克

[主治]适用于性交时常常自感少腹、阴囊部胀涩痛，不能射精。

方十（北京名医刘福奇）

[组成]煅龙骨 15 克　煅牡蛎 15 克　五味子 6 克　茯苓 9 克
　　　桑螵蛸 6 克　煅白石脂 9 克　芡实 9 克　菟丝子 9 克
　　　韭菜子 6 克　金樱子 9 克

[服法]每日 1 剂，水煎服。

[主治]适用于肾气不固，症见：早泄遗精、神疲乏力所致不育患者。

四　老年病

（一）老年性痴呆

根据痴呆发病原因的不同，医学上常把老年期痴呆分为 3 大类。第 1 类是可能与铝在脑细胞内沉积有关或其他尚不清楚的原因所致的阿尔茨海默病，即普遍百姓所理解的老年痴呆，又称老年性痴呆；第 2 类是由于脑血管病变引起的多发梗死性痴呆；第 3 类是由于肿瘤、外伤、感染、中毒、代谢紊乱等原因引起的痴呆。

老年性痴呆最主要的病理变化是大脑各皮质区弥漫性萎缩，可出现脑电图的异常，主要表现为记忆、智能、言语、认知、计算、判断能力以及性格、情感、意志等各方面功能减退，早期症状主要表现为个性改变，如自私、幼稚、孤独、脾气暴躁、行为障碍或混乱，不讲卫生，大小便逐渐不能自理；有时出现妄想、幻觉，甚至外出乱跑等。

老年性痴呆患者早期健忘症状就比较明显，不仅是与他无关的事情可以忘记，而且有重大利益关系的事情也会遗忘，甚至熟练的经验和技能也可完全忘却和丧失。例如，会计师忘却怎么算账，甚至简单加减题也不会做，厨师会失去做菜的能力等。有些老年性痴呆进展很快，短期可影响其他智商能力水平，使日常生活能力发生明显障碍。

根据老年人缓慢发生的进行性智能缺损，记忆力、计算力、定向力和判断力障碍，或继发其他精神症状，个性改变及自制力丧失，而无意识障碍，即可确定本病。有条件者，可做脑电图、空气脑室造影、脑血管造影、计算机 X 线断层扫描等检查，以助确诊。

本病主要应与脑动脉硬化性痴呆、老年期发生的中毒性或症状性精神疾病及额叶肿瘤引起的痴呆相鉴别。

方（国医大师裘沛然）

[组成] 龙胆草 6 克　柴胡 15 克　黑山栀 12 克　　　淡黄芩 24 克
　　　　石菖蒲 15 克　广郁金 15 克　琥珀屑（冲服）3 克　川黄连 9 克
　　　　桃仁泥 15 克　西红花 1 克　牡丹皮 12 克　　　陈胆星 12 克
　　　　白茯苓 12 克　枳壳 15 克

[服法] 14 剂，每日 1 剂，水煎服。

[功效] 清肝胆湿热、开窍通络、宣通气机。

[主治] 适用于肝胆湿热蕴遏、气火内郁、窍络痹阻、神明失记所致的老年痴呆症。

[方解] 方中用了柴胡、枳壳、郁金以调其脾胃升降，柴胡性主长散，味轻气浮，轻清升散，能疏肝解郁，又可为疏肝诸药之向导，是治疗肝气郁结之要药；而枳壳能宽中下气，化痰消痞；郁金辛开苦降，行气解郁。如此相伍，则脾升胃降，气机宣通，胆腑通利，肠腑传导，湿热自去，大便自通，诸症自解。

在方中又配用石菖蒲、琥珀、西红花。石菖蒲味辛性温，能开心窍，善通气、利清阳，且气香清爽，善辟秽涤痰而卫宫，宣心思之结而通神明，实乃化痰辟秽、通利清阳、醒脑开窍之上品。琥珀味甘，性平，归心、肺、膀胱经，质量重降，既可镇惊安神，又善走血分，消气滞、逐瘀血、通经脉、和气血，能清水源而渗泄膀胱，益脾化气以通利水道，使湿热之邪由小便而出，一药而三功。

西红花味甘，性平，能活血化瘀，散瘀开结止痛。现代药理研究发现，其有改善记忆性障碍的作用。

（二）老年性白内障

老年性白内障，中医称为圆翳内障，多发生于 50 岁以上人群，常双眼同时发病或先后发病，以视力渐降，瞳神将发生障翳为主要特点。

老年性白内障的病因，主要是年老体弱、阴阳失调、气血不足、气滞血瘀，精气不能上荣于目，导致晶珠混浊而形成白内障。根据中医理论，其发病多与肝、肾、脾亏虚有着密切关系，因肝肾不足、脾气虚弱均可导致气血两虚；精气亏损，不能上承于目，则气机不利，气血郁滞，瞳神不明，视物昏花，日久成障。另外，肾精亏损也可导致阴虚火旺，虚火上炎，损伤神膏、神水，而发生内障。

老年性白内障多双眼发生，亦有一轻一重或一眼单发者。大多数患者呈脏腑阴阳气血不足之证，或肝肾亏虚、脾胃虚弱、气血不足，尤以肝肾亏虚为多见。因此补益为本病的基本治疗大法，对于阴虚火旺，或阴虚有湿热而虚实夹杂，治疗又当虚实兼顾，然清热不可过用苦寒，以免化燥伤阴；后期肝、脾、肾三脏均亏者，三脏并调当以肾为主，因补肾既可养肝，又可助脾，有助于控制或减缓病情的发展。

白内障成熟期，必须采用手术治疗。在多种手术方法中，传统之"针术"和"针套出术"有其独特之处，应加以重点推广和提高。

本病后期，可导致继发性青光眼，临床应予警惕。

方一（北京名医沈德惠）

1. 足底部反射区　拇指指端点法、示指指间关节法、拇指关节刮法、钳法、按法、拇指推法、示指关节刮法，双指关节刮法、拳刮法，擦法、拳面叩击法等。

2. 足内侧反射区　示指外侧缘刮法、按法、拇指推法、叩击法等。

3. 足外侧反射区　示指外侧缘刮法、按法、拇指推法、叩击法等。

4. 足背部反射区　拇指指端点击法、示指间关节点法、示指推法、拇指推法等。

方二（国医大师唐由之）

[组成] 制何首乌15克　　黄精15克　　熟地黄15克　　菟丝子15克

枸杞子12克　　蕤仁10克　　磁石15克　　神曲12克

凤凰衣6克　　枳壳10克

[用法] 水煎服。

[主治] 治宜以平补肝肾、滋阴明目之法。症见：点条状阴影飘浮，视物昏花、或伴有耳鸣耳聋、腰酸足软等，舌质红、少苔，脉细数。

[加减] 如兼有眼睑启闭无力，久视易乏者，酌加白术12克，炙黄芪12克，升麻7克。

方三（国医大师唐由之）

[组成] 磁石（煅、醋淬）、龙齿（煅）、肉苁蓉（酒浸）、茯苓各60克

人参、麦冬（去心）、远志（去心）、续断、赤石脂（煅、醋淬）、

鹿茸（酥炙）各45克　　地黄（干者）90克

韭子（炒）、柏子仁、丹参各37.5克

[服法] 上药为末，蜜为丸，如梧桐子大。每服30～50丸，空腹时用温酒送下。

[主治] 适用于双目昏糊、视远不清、眼前蝇飞舞、瞳神内黄睛有少许淡淡纹理，脸色发白、神疲体乏、形寒肢冷、溺清便溏或夜尿次频，舌质淡嫩，脉沉细。

[加减法] 酌加白术、炙黄芪、升麻等。

方四（国医大师唐由之）

[组成]泽泻、茯苓各 7.5 克　生地黄（酒洗、晒干）、牡丹皮、山茱萸、
当归梢（酒洗）、五味子、干山药、柴胡各 15 克　熟地黄 60 克

[服法]上药研为细末，炼蜜为丸，如梧桐子大，朱砂为衣。每服 50 丸，
空腹时用淡盐水送下。

[主治]治以滋阴降火、育阴潜阳、养血明目。症见：头眩耳鸣、腰膝
酸软无力、眼干、烦躁不眠、唇红颧赤、津少口干、口苦，舌红，脉弦。

（三）老年斑

人到老年，面部往往出现一些黑褐色斑点，大的直径可达到 2 ～ 3 厘米。
这主要是由于细胞代谢功能减退，体内脂肪发生氧化而产生的老年色素。这
种色素不能排出体外，于是沉积在细胞体上，从而形成老年斑。中医认为，
进入老年期后肺气虚衰，气滞血瘀，导致皮肤腠理失养，因而出现老年斑。

方一（北京名医钱文燕）

[组成]新鲜生姜片 10 ～ 15 克　蜂蜜 5 ～ 10 克　开水 200 ～ 300 毫升

取新鲜生姜片用开水浸泡 5 ～ 10 分钟，待水温冷却至 60℃ 以下时，加
入蜂蜜搅拌均匀饮用。需要注意的是，加入蜂蜜时，水温不可过高，否则会
破坏其中的维生素 C，降低其抗氧化能力。长期坚持服用，不仅能从一定程
度上防止老年斑继续生长，还能使已经出现的老年斑渐渐变浅、缩小。

方二（北京名医钱文燕）

1.局部按摩　这主要是通过按摩，升高局部皮肤温度，使血管扩张。改
善局部血液循环，促进色素排出。

两手手掌互相搓擦，待充分暖热后，各自对着面颊上下左右不断按摩，直至产生舒服感；然后交叉按摩两手背；再用手指甲对个别明显的斑进行局部刮擦，直至皮肤变红、发热为止，每日2～3次。大约两、三个月就可使老年斑明显减退。

2.外用药 将维生素E、维生素A胶丸刺破，涂抹在老年斑处，每天3次。长期坚持治疗，会有一定疗效。

（四）老年性耳聋

年龄增长，身体各组织器官都要经历不同程度的老化过程。这种老化过程累及听觉系统，并出现感觉神经性耳聋，也被称为老年性耳聋。据统计，我国60岁至70岁的老年人口中，老年性耳聋的发病率高达30%～50%。

老年性耳聋的病因尚不十分清楚，但多数学者认为与下列因素有关：

1.噪声 由于城市人口常遭噪声刺激，且年龄越大对噪声的敏感性越强，故城市人口发病率比乡村人口高。

2.疾病 高脂血症患者的听力减退多于血脂正常、无心血管疾病者。

3.耳毒性药物 老年人对药物的吸收、分布、代谢、排泄时间及代谢时间均延长，免疫功能和耐受能力等也都有所下降，故老年人对有耳毒性不良反应的药物特别敏感，如庆大霉素、链霉素等。

4.吸烟 由于烟中的尼古丁会刺激神经系统，引起血管痉挛，使内耳供血不足，引起听觉神经细胞的退变和萎缩，故吸烟者不但老年性耳聋开始的年龄早而且严重。

5.代谢障碍 因代谢障碍而不能供给组织器官相应的能量，由于耳蜗属于微循环供血的组织，稍有供血不足极易引起营养不良，从而导致听力下降。治疗老年性耳聋的有效验方如下。

方一（江苏名医干祖望）

[组成] 麻黄 3 克　　杏仁 10 克　　　　甘草 3 克

防风 5 克　　苍耳子 10 克　　　薄荷（后下）6 克

僵蚕 10 克　　菖蒲 3 克　　　　路路通 10 克

[功效] 宣肺通窍，复聪。

[主治] 外感风邪所致的耳聋，耳窍闭塞。

方二（江苏名医干祖望）

[组成] 柴胡 12 克　　制香附 9 克　川芎 12 克　石菖蒲 12 克

骨碎补 9 克　　六味地黄丸（包煎）30 克

[主治] 耳聋已久，肾虚所致耳聋。

方三（蒲辅周）

[组成] 木通 5 钱　　木香 5 钱　　枳壳 5 钱　　菖蒲 5 钱　　川芎 2 钱

柴胡 2 钱　　陈皮 2 钱　　白芷 2 钱　　羌活 2 钱　　僵蚕 2 钱

全蝎 2 钱　　蝉蜕 2 钱　　甘草 1.5 钱　　山甲珠 3 钱

共为末，每周 2～3 钱，米酒下，食后服。

[功效] 理气。

[主治] 气闭耳聋。

五 传染病

（一）流行性脑脊髓膜炎

流行性脑脊髓膜炎简称"流脑"，是由脑膜炎双球菌引起的呼吸道急性传染病。发病率以儿童为高，但成年人也可发。流行季节以冬、春两季为主，中医认为该病的病机多见于温热、温热夹湿，尤以肝胆热盛最多见。

流脑一般始发症状为：发热阵寒或寒战，头痛，项背强直，呕吐呈喷射状，继而出现昏迷、抽搐和皮下出血性斑点，严重的可以造成死亡，个别有后遗聋哑或瘫痪。

方一（北京名医印会河）

[组成] 龙胆草 9 克　　　大青叶 30 克　　　菊花 9 克

　　　钩藤 15 克　　　金银花 12 克　　　连翘 9 克

[功效] 清透邪热。

[主治] 流行性脑脊髓膜炎，症见：发热阵寒、头痛项背强直、呕吐呈喷射状、汗出、精神萎靡，舌质红、苔黄腻，脉浮数或弦数。

[方解] 龙胆草、菊花、钩藤，清泄肝热，治头痛项强；大青叶、金银花、连翘，清透邪毒，除寒热呕吐。本方以龙胆草为主药，味苦兼能燥湿。

[加减法] 出现红色斑点，加牡丹皮 9 克，赤芍 9 克，凉血祛瘀；项强加僵蚕 9 克，全蝎 6 克，以定风止痉；高热口渴加葛根 12 克，生石膏 30 克，以解肌热，生津液；昏睡加竹沥（冲服）15 克，菖蒲 6 克，用以除痰开窍；呕吐加玉枢丹（冲服）1 粒，用以辟秽止呕。

［按语］本方符合热在肝胆，善治以发热头痛为主症的流行性脑脊髓膜炎。初起常以温热夹湿为主，但变化极快，甚易转变为温热。此型所以出现阵寒，是因夹湿之故。

方二（北京名医印会河）

［组成］羚羊角末（冲）1克（无羚羊角可以山羊角代15克）

　　　　钩藤12克　大青叶30克　龙胆草9克　全蝎6克　蜈蚣2条

［方解］方用羚羊角、龙胆草，清肝泄热，兼能燥湿；用全蝎、钩藤、蜈蚣，镇定肝风；大青叶，清热解毒。

［功效］清肝热。

［主治］流行性脑脊髓膜炎。症见：项背强直、头向后屈、四肢抽搐、高热头痛、呕吐神昏、躁动不安或昏睡不醒，舌质红、苔黄腻、脉弦数。

［按语］本方符合肝热动风，善治以抽风为主症的流行性脑脊髓膜炎。因常夹有湿热，故需加用苦燥寒清之药。

方三（北京名医印会河）

［组成］人参9克　　五味子9克　　炮附子（先煎）9克

　　　　煅龙骨、牡蛎各（先煎）15克　　　麦冬9克

［功效］回阳救逆。

［主治］流行性脑脊髓膜炎。除发热阵寒、头痛项背强直、呕吐喷射状外，还可见阳气虚脱及瘟毒发斑的症状。症见：颜面苍白、汗自出、口唇青暗、斑色青黑，脉细微弱。

［方解］人参、附子，回阳救逆；麦冬、五味子，生津敛气；龙骨、牡蛎，敛汗固脱。

［按语］善治以阳气虚脱为主的暴发型流行性脑脊髓膜炎。本病的汗自出是阳气不能摄纳津液所造成，斑色青黑是阳虚不能摄血所引起。血热妄行

之斑，一般以嫩红深紫之色为多，今病见一派虚寒、阳气虚竭之症，复又出现青黑色斑，此无他，因阳虚不固而致血失，与血热引起之出血截然不同。黑斑因有二，一者为深紫而转致紫黑斑，其二为本方所述之青黑斑，为阳气厥脱所致。

方四（北京名医印会河）

[组成] 生石膏（先煎）30克　知母9克　　犀角1克　生地黄15克
　　　　赤芍15克　　　　牡丹皮9克　黄连9克　大青叶15克

[功效] 清热凉血。

[主治] 流行性脑脊髓膜炎。症见：高热烦躁、头痛呕吐、斑出紫黑、神昏，舌红苔黑而燥，脉数或伏脉不出。

[按语] 本方善治以温毒发斑为主的暴发型流行性脑脊髓膜炎。其症状表现的高热发斑紫黑，是热毒极盛、迫血妄行而引起的，与前证之阳不固摄而引起的，截然不同。本证属气热甚高，同时又有出血发斑的情况，故治疗时必须重在清气血热。

（二）流行性腮腺炎

流行性腮腺炎又名痄腮，因感染病毒所致，以两腮或一侧腮腺肿胀为主，以儿童感染为多，成年人亦有发现。

中医认为，腮腺炎为"时毒"引起，传染性较大，但一般并不严重，多数无明显的恶寒发热症状，也有患者出现较为严重的症状，不但发热恶寒症状较为严重，腮腺部位的肿痛也较明显，还因疫毒可侵犯到脑组织，诱发脑炎，同时又可侵犯到男性睾丸，而产生附睾炎、睾丸炎，若侵犯到女性生殖器官则诱发卵巢炎等。

方一（北京名医印会河）

[组成] 黄芩9克　　黄连6克　　牛蒡子9克　　马勃3克　　玄参9克

生甘草6克　僵蚕9克　桔梗9克　　升麻9克　　柴胡9克

连翘9克　　薄荷3克　板蓝根30克（成人量）

[功效] 清热解毒。

[主治] 流行性腮腺炎。症见：高热阵寒、寒战热炽、腮腺肿痛、灼热、烦躁呕吐、口渴、张口困难，舌质红、苔黄，脉数。

[方解] 黄芩、黄连、牛蒡子，清泄邪热；升麻、柴胡、薄荷、连翘，宣解风热；桔梗、甘草、马勃、僵蚕，解毒利咽喉；玄参，清热凉血、解毒散结；板蓝根，清热解毒、凉血利咽。

[加减法] 大便燥结，加生大黄9克。腮腺肿硬，加夏枯草15克。神昏抽搐，加紫雪丹（冲服）1.8克。睾丸肿痛，加龙胆草9克、橘核（打）9克、荔枝核（打）9克。

方二（蒲辅周）

[组成] 藿香9克　连皮茯苓9克　淡豆豉9克　　薏苡仁12克

杏仁6克　佩兰6克　　　僵蚕6克　　前胡3克

桔梗3克　通草3克　　　生甘草1.5克　葱白（后下）3寸

[主治] 小儿腮腺炎证属湿热内蕴者。

方三（蒲辅周）

[组成] 杏仁6克　　鲜藿香6克　厚朴6克　　法半夏6克

菊花6克　　僵蚕6克　　薏苡仁12克　白蔻仁3克

白蒺藜9克　豆豉9克　　六一散15克　竹叶4.5克

葱白（后下）3寸

[主治] 小儿腮腺炎证属风暑温合病者。

（三）猩红热

猩红热是一种较常见的急性呼吸系统传染病。由于皮疹鲜红，密集处可以连成红色，观之猩红一片，故有猩红热之称。又因易在咽喉部位出现红肿溃烂，中医又称之为"喉痧""烂喉丹痧"。本病流行季节多在春、冬，以儿童感染为多，但成人亦有染病。

本病是由于感受"温热疫毒"之邪，内蕴肺胃、毒郁于里、灼伤营阴所致。由于邪自外来，故开始多见肺卫症状，如恶风寒、发热等。疫毒在里，为热所蒸而向外透发，其上冲于咽喉就出现咽喉红肿、溃烂，外出于肌表，就见到红色皮疹。根据它的发病规律，可以分为发热、出疹和恢复 3 个阶段进行辨治。

方一（北京名医印会河）

[组成] 牛蒡子 6 克　薄荷 3 克　　连翘 4.5 克　桔梗 4.5 克

　　　　生甘草 6 克　荆芥 4.5 克　芦根 15 克

[功效] 辛凉解表。

[主治] 猩红热发热期。症见：发热、恶寒、头痛、咽喉赤痛，苔薄白、舌边尖红，脉浮数。

[方解] 荆芥、薄荷、牛蒡子，疏散风热疫毒以透疹；甘草、桔梗，宣肺气、利咽喉；连翘，去邪热、解疫毒；芦根，清肺、润肺、保津液。

[加减法] 恶寒重，加防风 4.5 克，豆豉 6 克，葱白 9 克，以解散风寒；咽部红肿，加山豆根 15 克，以清咽解毒。

[按语] 本病初期发热恶寒，基本属于邪在卫分，唯咽喉肿痛明显。

方二（北京名医印会河）

[组成] 金银花 6 克　连翘 4.5 克　牛蒡子 4.5 克　大青叶 9 克

　　　　黄芩 4.5 克　僵蚕 4.5 克　玄参 4.5 克　　白茅根 15 克

[功效] 清解营卫。

[主治] 猩红热出疹期。症见：遍体红疹，唯唇口周独少，疹色鲜红，压之退色，高热烦躁，咽喉红肿溃烂，有的可以影响吞咽，两侧扁桃体红肿或有白色渗出物，甚则谵语妄动，抽搐动风；舌苔光剥，质红绛起红刺，状如杨梅（色深紫）或如覆盆子（色鲜红），故又称"杨梅舌"或"覆盆子舌"；脉数。

[方解] 金银花、连翘、大青叶，清热解毒；僵蚕、牛蒡子，散风热透疹毒；玄参、白茅根，清肺生津；黄芩，清降肺热。

[加减法] 皮疹未透齐，加薄荷 3 克，菖蒲 6 克，蝉蜕 1.5 克；高热烦躁，加生石膏 15 克，知母 4.5 克，生地黄 4.5 克；大便秘结，加瓜蒌仁 6 克，生大黄 3 克，以泻里热；昏迷抽风，用紫雪丹 6 分，分 2 次服。

方三（北京名医印会河）

[组成] 生地黄 4.5 克　麦冬 4.5 克　花粉 6 克　　知母 4.5 克

　　　　板蓝根 9 克　玄参 4.5 克　竹叶 3 克

[方解] 湿热之邪可灼伤津液，故用生地黄、麦冬、花粉、玄参，以生津凉血；温热未尽，故用竹叶、知母，以清温热；板蓝根，清热解毒。

方四（北京名医印会河）

[组成] 西瓜霜 15 克　硼砂 15 克　朱砂 1.8 克　僵蚕 9 克　冰片 1.5 克

上药共研细末，吹咽喉肿痛部，有清热解毒、消肿去腐之功。

[主治] 猩红热恢复期。症见：咽喉红肿疼痛、口干，舌红，脉细数。

[按语] 恢复期出现皮疹消退、身热下降、皮肤脱屑等属正常现象，均不须治疗。但余毒未尽，或病后津伤时，即须医治。

（四）肺结核

肺结核是由结核杆菌引起的一种慢性传染病。在中医又叫"肺痨"或"痨瘵"，由于本病有较大的传染性，故古代医书上又有"传尸"的记载。意思是痨虫从尸体上飞出来传给健康人。

本病初起，一般症状较轻，咳嗽不甚，仅疲乏无力、食欲不振等较为明显，继则咳嗽加重，午后潮热，两颊发赤，唇红口干，咯血盗汗，失眠，身体逐渐消瘦，男子可以有梦遗失精，妇女则常月经停闭，主要是由精血受损所引起，临床最多见者为阴虚，病早期以气阴不足为主，后期则多见阴虚火旺。

根据肺结核的临床表现，可分为气阴两虚和阴虚火旺两个不同的证型。

方一（四川名医李斯炽）

[组成] 芦根 12 克　　薏苡仁 12 克　　冬瓜仁 12　　白芍 9 克
　　　　女贞子 9 克　　花粉 9 克　　　天冬 9 克　　　浙贝母 9 克
　　　　知母 9 克　　　甘草 3 克

[功效] 养阴清肺。

[主治] 阴虚肺热型浸润性肺结核。

方二（北京名医印会河）

[组成] 天冬 9 克　　　麦冬 9 克　　生地黄 9 克　　熟地黄 9 克
　　　　阿胶（化冲）9 克　　贝母 9 克　　百部 9 克　　甜杏仁 9 克

[功效] 滋阴润肺。

[主治] 气阴两亏型肺结核。症见：咳嗽少痰、咽喉干痒、面白唇红、掌心烫、疲困无力，或偶见痰血，舌尖红、少苔，脉细数。

[方解] 二地、二冬，补肺、生津、益肾；贝母、杏仁，润肺止咳；阿胶，既养血又能止血；百部，治咽痒、杀痨虫。

[加减法] 咳嗽无力，加百合9克，沙参9克，玉竹9克，以养肺益气；咯血，加茅根30克，藕节5个，或白及末8克（冲服），以止血。

方三（北京名医印会河）

[组成] 秦艽9克　鳖甲（先煎）30克　银柴胡9克　地骨皮15克
　　　　百部9克　青蒿9克　　　　阿胶9克　　　乌梅9克

[功效] 滋阴降火。

[主治] 阴虚火旺型肺结核。症见：潮热盗汗、口干咽痛、五心烦热、咳呛咯血、两颊发赤、失眠遗精、女子闭经、身体干瘦，舌质红绛，脉细数。

[方解] 秦艽、银柴胡、地骨皮、青蒿，清退痨热；鳖甲，滋阴补虚；阿胶，补血止血；百部，杀痨虫；乌梅，敛汗止咳。

[加减法] 遗精，加煅龙骨15克、煅牡蛎15克，咯血，加白及末（冲服）2.5克。

方四（北京名医程士德）

[组成] 净麻黄（带节蜜炙）4.5克　麻黄根4.5克　苦杏仁（去皮）9克
　　　　白果仁（打碎）9克　　　　桃仁9克　　　郁李仁9克

[功效] 开肺达邪、润燥涤痰。

[主治] 重症肺结核。

[方解] 本方在重视整体治疗的同时，运用辨证祛邪扶正之法，独辟蹊径，方用麻黄开肺定喘，发散肺经之邪；麻黄根，止汗固表，无肺气开泄之弊；杏

仁，降气化痰而宁嗽；桃仁，活血、润燥、止咳；郁李仁，泄浊、解凝，以利疾；白果仁，敛肺、抗炎，以制菌。本方二麻，一开、一合；四仁，一气、一血、一清、一滑、一涩，互补长短，相得益彰。诸药合用达邪而不发汗，涤痰而不伤肺，有顺气宁咳、宽胸定喘之功效，确为治疗重症肺结核虚中夹实之良方。

[加减法] 有外感发热者，加土茯苓、连翘、忍冬藤；呛咳不止者，加百部、款冬花、车前草；食欲不振者，加首乌藤、合欢皮；胸膈痞满者，加柴胡、牡蛎、菖蒲；气阴两亏、舌光苔干者，加党参、沙参、麦冬；心气不振、足肘浮肿，加附子、干地黄、酸枣仁；阳浮于上、烦躁失眠、下肢不温者，加附子、活磁石、补骨脂。

[按语] 本方治疗患者多为长期经西药治疗病变好转程度不大，持续排菌，并易合并感染的重症肺结核，服用本方 3～6 个月，临床症状多见消失或缓解，痰菌转阴，复查胸部 X 线示病灶明显吸收，空洞关闭，疗效显著。

方五（北京名医程士德）

[组成] 金雀花 150 克　熟火腿 25 克　鸡蛋 2 克

　　　　高汤、精盐、味精、胡椒粉、香油各适量

将金雀花摘去花蒂，漂入清水中；火腿切成碎末；鸡蛋打入碗内，用筷子搅打起泡，备用。炒锅上火，注入高汤，加入精盐、胡椒粉调匀，大火烧沸后，将金雀花挤干水分，放入蛋浆中拌匀，徐徐倒入汤中，边放边用手勺搅动，使鸡蛋液成为片状，点入味精，淋入香油，起锅倒入汤碗内，撒上火腿末即成。

[功效] 滋阴润燥、健脾补肾。

[主治] 肺结核之咳嗽、腰膝酸痛，小儿疳积等。

方六（北京名医程士德）

[组成] 水泡发过的海参 60 克　鲜虾仁 40 克　鸡胸脯肉 60 克

青菜心 40 克　　　　　　鸡蛋清 1 个　　清汤 550 克

调好的生粉、酱油、盐、米酒、味精各适量

将每个海参（顺长度）坡刀切成 4 大片；将鸡脯肉片成片，和鲜虾仁同放 1 个碗内，加入鸡蛋清、盐、调好的生粉拌匀浆好，待用。锅内放入清水 1280 毫升烧沸，将鸡肉片、虾仁、海参、青菜心分别在沸水内炖熟，均捞至 1 个汤碗内。炒勺内放入清汤、酱油、盐、好酒、味精烧沸，除去浮沫，浇入汤碗内即成。

[功效] 补肾养血。

[主治] 肺结核。

[按语] 本药膳补肾壮阳、益精养血、滋阴润燥，还可抗癌。表现为肾虚阳痿、早泄，小便频数、遗精、腰酸腿软、头晕耳鸣等症；气血不足所致的肠燥便秘；肿瘤患者体质虚弱，食欲欠佳，营养不佳等均宜服此汤。肺结核，神经衰弱，贫血等病症者，也宜服此汤作食疗。

方七（北京名医程士德）

[组成] 仙鹤草 12 克　　　　　鲜侧柏叶 9 克　　　白及 4.5 克

参三七末（吞）3 克　　　紫珠草 6 克　　　茜草根 6 克

降香 3 克　　　　　　　蒸百部 4.5 克　　　冬虫夏草 9 克

黑山栀 9 克　　　　　　海蛤粉 9 克　　　　藕节炭 12 克

[服法] 水煎服。

[功效] 滋阴清热、化瘀止血、补肺益肾。

[主治] 各种类型的肺结核咯血。

[加减法] 凉血清热，可酌加鲜生地黄、牡丹皮、白茅根；补肺虚，可加天冬、麦冬、沙参、石斛、黄精；咯血不止或量多，可加海蛤粉、陈阿胶、花蕊石；痰多咳嗽，可加川贝母、化橘红。

方八（国医大师姜春华）

[组成]①野百合9克　蛤粉（包）9克　百部9克　麦冬9克

天冬9克　　白及15克

②鲜小蓟草（干品15～30克）60克　　　白及15克

生蒲黄15克　参三七9克　蛤粉（包）9克　阿胶（烊）9克

③煅花蕊石9克　蒲黄炭9克　　人中白3克

天花粉3克　　血余炭6克

[服法]水煎服。本系列方应用多例，皆有效。轻症一般服1～3剂即可止血，中度3～7剂可止血，重度7～14剂可见效。

[功效]①方能滋阴润肺、生津止血，主治支气管扩张各期。②方能补虚泻实、清热止血，主治支气管扩张伴各种类型出血者，尤宜于大出血者。③方能凉血止血、祛痰生新，主治支气管扩张咯血痰者，尤宜于新病轻症出血量不多者。

[按语]本方为名老中医姜氏之验方。1956年起在华山医院等应用至今已30余载，治疗病例逾万。①方的特点是发作时可用于治疗，休止时能改善和防止肺局部的病理变化，并对肺结核也有良效。

（五）流行性乙型脑炎

流行性乙型脑炎简称"乙脑"，是"乙脑"病毒经由蚊类传播进入人体，通过血液循环，最后局限在中枢神经系统脑组织发生病变，故又称"大脑炎"。本病多在夏秋季多蚊季节，七、八、九三个月发病，受染以儿童为多，但成年人亦可受染。

乙脑在中医认为是"暑湿疫"的一种，证属温热、湿热为多，具有发病急、变化快的特点，因此，有很多人发病不久就可以变成温热，入营入血，动风昏迷。

乙脑的临床表现是：初起突发高热，阵寒，头痛项强，恶心呕吐，渐次出现抽搐、嗜睡和神昏，肢体强直或瘫痪等症。体温可持续上升10天左右，然后逐渐回降，患者亦逐渐清醒，严重的可于1周内死亡。病退后常常遗留失语、强直、痴呆、癫痫、运动障碍等后遗症。

乙脑是发生在夏秋季节的急性传染病，属于中医温病学中的"暑温""暑风""暑厥""暑痉"等病证，以高热、头痛、嗜睡、昏迷、抽搐、呼吸衰竭为主要特点。中医治疗乙脑不能拘泥于一法、一方、一药，而应视其受邪轻重深浅，偏热偏湿，寒热温凉而随病情灵活立法遣方用药。如下八法是治疗乙脑的常用方法，治疗时要灵活运用，随病情变化临证判断，加减化裁，莫要拘泥。

1. 辛凉透邪法　温病初起，邪未深入，宜辛凉透发，使其热邪外达而愈，否则滥用苦寒或香窜之品，必致邪遏郁不解，或引邪深入，贻误病程。

(1) 邪在卫分：症见：头痛、微恶寒、发热无汗，或有汗不透、口渴、呕吐，舌质正常、苔薄白，脉浮数或滑数。治宜用辛凉平剂银翘散加减（金银花、连翘、桔梗、薄荷、竹叶、荆芥、牛蒡子、芦根、淡豆豉、甘草等）。

(2) 邪在气分：症见：发热不恶寒反恶热、大汗出、大烦渴、面赤、头痛、呕吐，舌质红、苔黄，脉浮洪数。治宜辛凉重剂白虎汤（生石膏、知母、甘草、粳米），若夹湿身重者，加苍术；若表实无汗者，可选香薷饮化裁（香薷、扁豆花、厚朴、金银花、连翘、黄芩、栀子、藿香、陈皮、半夏等）。

2. 逐秽通里法　若暑秽内胆，热结阳明，治宜芳香逐秽，清下通里，里通则表自和。若暑秽弥漫三焦、逆传心包、诸窍闭阻，出现神志不清、昏迷谵语、烦躁不安、舌绛苔少症状时，急宜用逐秽开窍、清热解毒之法，可选用安宫牛黄丸或紫雪丹；若腑滞便闭者，治宜以峻下热结之法，可加用大、小承气汤加减；若出现喘促，痰涎壅滞等肺气不降所致症状者，选宣白承气汤加减（生石膏、生大黄、杏仁、瓜蒌皮）；若津液不足所致大便干燥者，可选增液承气汤加减（玄参、麦冬、生地黄、大黄、芒硝等）。

3.**清热解毒法**　暑期伤人，其性最烈，热甚化火，火极而为毒，治宜采用清解毒法，但在临床上应视热邪深浅而用药。若表里俱热、气血两燔，症见：发热恶寒、头痛剧烈、狂躁心烦、谵语不断、吐血、衄血，脉洪数或沉细数，可选用清瘟败毒饮加减（生石膏、生地黄、水牛角、川黄连、栀子、黄芩、知母、桔梗、赤芍、玄参、连翘、牡丹皮、竹叶、甘草等）。若热入营血者可选用清营汤、犀角地黄汤或化斑汤加减等。

4.**开窍豁痰法**　暑邪攻心，痰蒙蔽心包、三焦，内外不通，症状表现为神志昏迷，卒倒不省人事时，宜先开窍豁痰，选用安宫牛黄丸或紫雪丹等，有芳香开窍、清热解毒功效的药物或加服鲜竹沥。若因痰厥气闭所致牙关紧闭不开、神志昏迷、手足抽搐或吐泻者，治宜辛温开达，选用苏合香丸或玉枢丹之类，于芳香开窍之中兼有法寒逐秽之意。

5.**镇肝息风法**　痉厥、抽风是乙脑临床主要症状，根据中医"热甚生风""热解则风自熄"和热邪劫阴累及肝、肾，木劲动风，镇肝即可息风的理论，临床凡因壮热不解，邪窜心包致神昏谵语、手足抽搐、角弓反张，舌苔焦黄或痰热壅闭，脉络不通所致风者，治宜清热化痰，可选用局方至宝丹或钩藤熄风散之类。

6.**通阳利湿法**　暑必夹湿，临床特点是秋前发病，热多湿少，秋后发病，湿多热少。这是常言，但必须根据病情辨证热多或湿多。

(1)湿热并盛者：选用黄芩滑石汤、宣痹汤等加减（黄芩、滑石、茯苓、大腹皮、白蔻、通草、连翘、薏苡仁、半夏、赤小豆、蚕沙等）。

(2)热胜于湿者：暑温蔓延三焦，邪在气分，选用三石汤（滑石、生石膏、寒水石、杏仁、竹茹、金银花、金汁、白通草等）。

(3)湿胜于热者：若午后身热，状若阴虚选用三仁汤加减（杏仁、薏苡仁、白蔻仁、滑石、竹叶、通草、厚朴、半夏）；若太阴湿温喘促者，选用千金苇茎汤合杏仁滑石汤加减（苇茎、薏苡仁、桃仁、冬瓜仁、杏仁、滑石、厚朴、半夏、橘红、黄芩、黄连、郁金、白通草等）。

7.生津益胃法　暑热之邪最易伤津液，胃阴消烁、津液愈亏，拟生津益胃法，可收到泽枯润槁之效，临床选方用药当视病情而定。若暑热伤气，汗多，脉散大，喘渴欲脱者，治宜酸甘化阴法，益气育阴固脱，选用生脉散加味；若热伤胃阴或温病愈后，治宜甘寒救阴法，可选用五汁饮；若体虚不大便者宜以养阴增液法，选用增液汤加味；若阳明温病，下后汗出或下后脉静身不热，舌上津回，十数日不大便者，可选用益胃汤加减（沙参、麦冬、冰糖、细生地黄、玉竹等）。

8.清燥养阴法　热性病初中期，一般治则为清热以救阴，急下存阴，选用白虎汤、承气汤之类。若津伤液耗而致内燥，宜选清凉甘寒之物，才能收到养阴清燥之效。前人有"首用辛凉，继用甘寒"之法，即此意也。若手太阴暑温，发汗后，暑证悉减，但头微胀，目不了了，余邪不清者，选用清络饮（鲜荷叶边、鲜金银花、西瓜翠衣、鲜扁豆花、丝瓜皮、鲜竹叶心）加减。若阳明温病，脉浮而促者，选用减味竹叶石膏汤（竹叶、石膏、麦冬、甘草）加减。若暑邪久热，睡不安、食不香、神昏不清，阴液元气两伤者，选用三才汤（人参、天冬、地黄）加减。以上三方，均可收到养阴清燥和余邪外达之效。

方一（北京名医印会河）

[组成] 大青叶 30 克　鲜藿香 30 克　　　鲜佩兰 30 克　连翘 12 克
　　　　黄芩 9 克　　玉枢丹（化冲）1 粒　青蒿 12 克　金银花 12 克

[方解] 大青叶、黄芩、连翘、金银花，清瘟辟毒；藿香、佩兰、玉枢丹、青蒿，辟除秽湿。

[功效] 清瘟辟秽。

[主治] 暑温期所致乙脑。乙脑初起多属暑湿疫，其见症一般以温热夹湿为主。症见：高热阵寒、头痛项强呕吐、身重痛、烦闷口渴，舌质红、苔腻，脉数。

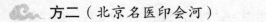

方二（北京名医印会河）

[组成] 生石膏 30 克　　知母 9 克　　连翘 9 克　　黄连 6 克

　　　　竹茹 9 克　　　黄芩 9 克　　大青叶 30 克

[功效] 清热解毒。

[主治] 暑热期所致乙脑。症见：高热、不恶寒、烦闷口渴、头痛项强、呕吐汗出，舌红苔黄燥，脉数有力。

[方解] 石膏、知母，清热保津；黄连、黄芩、连翘，清泄邪热；竹茹，清化痰热，以治呕吐；大青叶，清热解毒。

[加减法] 大便不通，腹满拒按，即改用通便清热法，选大承气汤加味：芒硝（分冲）12 克，生大黄（后入）9 克，枳实 9 克，厚朴 9 克，黄芩 9 克，板蓝根 30 克。用大黄、黄芩，清热通便；芒硝，润肠通便；厚朴、枳实，行气燥湿，以除痞满；板蓝根，清热解毒，而去疫毒。"乙脑"暑湿期不解，很快就会进入暑热期成为温热。

方三（北京名医印会河）

[组成] 生石膏（先煎）30 克　　知母 9 克　　　　大青叶 30 克

　　　　黄芩 9 克　　　　　赤芍 12 克　　　　牡丹皮 9 克

　　　　犀角末（冲，或水牛角 30 克）1 克　　　连翘 9 克

[功效] 清热、凉血、定风。

[主治] 气血两燔所致乙脑。症见：高热神昏、头项强直、目直视、呕吐抽搐，舌绛而干、苔黑，脉细数。

[方解] 石膏、知母、黄芩、连翘，清泄邪热；犀角、牡丹皮、赤芍，清血热，盖治风先治血之意；大青叶，清热解毒。

[加减法] 昏迷深重，加紫雪丹（冲服）1.5 克。动风抽搐，加钩藤 30 克，羚角末（冲）1 克（或以山羊角 30 克代）。

方四（蒲辅周）

[组成] 鲜藿香6克　　杏仁6克　　　　薏苡仁12克

　　　　白蔻仁3克　　厚朴6克　　　　法半夏6克

　　　　白蒺藜6克　　菊花6克　　　　僵蚕6克

　　　　豆豉9克　　　葱白（后下）3寸　六一散（布包煎）15克

　　　　竹叶4.5克

[服法] 每日1剂，水煎服，日服2次。

[功效] 祛风利湿、调和三焦。

[按语] 蒲老是中医界的前辈，他以精湛的医技在20世纪50—60年代治疗乙型脑炎（简称乙脑）时享誉全国，他总结的治疗乙脑不同时期的八种方法，是临床治疗乙脑的准则。重述蒲老的八法，在临床上是有指导作用的。

（六）麻疹

麻疹是由病毒引起的小儿呼吸系统常见传染病。中医认为，属时邪疫毒所致，人体受到感染后，毒藏于肺，经温热熏灼，邪入心营，发为红疹，出于皮毛，是为麻疹。

麻疹的邪毒，以透发为顺，内陷不发为逆。这可由发疹的情况及疹色来鉴别。

1. 前驱期

先有3～4天的发热，由轻到重，晚间尤甚，症见：恶风寒、咳嗽、嗓子红肿而痛、打喷嚏、流清鼻涕、眼红怕光、流泪，苔薄白或微黄，脉浮数。脚后跟格外显得凉，并见阵发性腹痛，发热后2～3日内颊黏膜上出现小灰白点，这是早期诊断麻疹的重要依据。

2. 发疹期

疹出现后，疹色红润，红而不深，这是正常的疹色。发疹多在傍晚日落时间，此时可轻度出现烦躁，随后可见平静，3～4日后，疹色由红转暗红，由暗红逐渐消退，发疹期间，体温可高达40℃以上。疹点先见于耳后、颊腮、额部，逐渐由上而下散布全身，直至手脚心见疹点为止。疹点大者如粟，小者如针尖，形状不一，略高出皮肤，逐渐加密，可互相融合成片。发疹期舌质红，苔黄脉数，咳嗽咽痛，均较严重。

3. 恢复期

疹透后，开始依次消退，症状也随之减轻，最后遗留下棕色斑痕，约七到十天，全部消失。

以上是麻疹的正常情况，中医不主张多用药物治疗，须注重护理，注意室温和病室清洁，空气新鲜，饮食清淡。疹前期可用香菜［即胡荽30克（干者用15克）］，煎汤代茶频饮；疹发近透，如色深，可用芦根煎汤代茶饮（用量如前胡荽）。

方一（北京名医印会河）

［组成］麻黄8克　附子4.5克　细辛3克　升麻6克　葛根6克
成人加倍用。

［功效］温中安表。

［主治］麻疹，可在疹毒内陷时使用。

［方解］麻黄、细辛，发表散寒，宣透邪毒；附子，回阳救逆，鼓毒外发；升麻、葛根，升陷透疹、解毒生津。

［加减法］身体素虚者，加党参4.5克，黄芪6克，以补正气；腹泻，加白术3克，炮姜3克，以健脾止泻。

［按语］发热是麻疹的主要症状，通过发热，可以使麻疹透发，达到正常发疹。由于患儿体质弱，或天气骤寒，室温低等因素，而使患儿体温不

高，同时症见：肢冷唇青、肤色青暗、或大便清稀、或疹色暗淡等情况，即为麻疹不能正常透发的先兆，中医又称"疹毒内陷"，这时必须抓紧治疗。

方二（北京名医印会河）

[组成] 金银花 15 克　　　连翘 9 克　　竹叶 6 克　　桔梗 9 克

薄荷（后下）9 克　　甘草 6 克　　牛蒡子 6 克　芦根 40 克

生地黄 9 克　　　　牡丹皮 9 克　元荽 9 克　　大青叶 15 克

[功效] 清营卫之热，以透疹。

[按语] 麻疹在出疹前或出疹期，均须有一定的热量来透发邪毒，但这种热一般也不宜太高，太高了往往会产生两种病变：① 伤津耗气。气液不足，则邪毒不能顺利发出，就会出现疹色红紫、咽干口燥、烦躁气喘，舌绛等症。② 麻疹逾期不退，则出现疹色紫黑、身热升高、唇焦舌燥等症。

方三（北京名医印会河）

[组成] 麻黄 9 克　杏仁 10 克　生石膏 30 克　甘草 6 克

[功效] 宣降肺热。

[主治] 麻疹并发肺炎。症见：咳嗽高热（可达 40℃以上）、鼻翼煽动、唇口发青，在出疹期常见皮疹隐没，皮下出现成片的青紫色斑痕。

[加减法] 高热，加黄芩 9 克，连翘 9 克，以清肺卫之热；疹色暗红，加紫草 12 克，赤芍 9 克，以活血清营；疹未透发，加桔梗 9 克，薄荷 4.5克，牛蒡子 9 克，以散透疹。如因患者身体虚弱，正气不足而出现面色㿠白、四肢厥冷、腹胀便稀、小便清长、出冷汗，脉细弱等症，则宜急用扶阳救逆法，加附子 9 克，龙骨 15 克，牡蛎 15 克，以防厥脱（儿童用量递减）。

方四（北京名医印会河）

[组成] 沙参 9 克　　麦冬 9 克　　天花粉 9 克　　生地黄 9 克

玄参 9 克　桑皮 12 克　地骨皮 12 克　黄芩 9 克

浙贝母 12 克（儿童用量递减）

[功效] 润肺生津。

[主治] 麻疹恢复期之肺热津虚证。麻疹恢复期多为肺热津虚，症见：唇口焦燥，皮疹久留不退，舌绛而于生红刺等。

[方解] 沙参、麦冬、生地黄、天花粉、玄参，增液生津，以救肺阴；桑皮、地骨皮、黄芩，清肺热，以保津液；贝母，润肺化痰，治咳喘。

方五（北京名医印会河）

[组成] 葛根 15 克　黄芩 10 克　黄连 15 克　败酱草 12 克

[功效] 解毒清肠。

[主治] 麻疹合并肠炎。症见：大便热臭、稀溏，发热，口渴，苔黄。

[加减法] 若疹发未透，加升麻 6 克，以助透疹。

[按语] 此为温热在气分，肠热下利之见于麻疹后者，大便热臭稀溏是由肠热引起的下利，发热口渴苔黄是热在气分的象征。

方六（北京名医印会河）

[组成] 生甘草 4.5 克　　桔梗 4.5 克　　玄参 6 克

山豆根 9 克　　大青叶 9 克　　牛蒡子 9 克

[功效] 宣肺气、利咽喉。

[主治] 麻疹合并咽喉炎。症见：声音嘶哑或失音，咳声粗糙，烦躁不安，呼吸时有痰声。

[方解] 甘草、桔梗，宣肺气以利咽喉；牛蒡子，宣散风热；玄参，养阴清热；山豆根、大青叶，清热解毒。

[按语] ① 咽喉为肺之门户，故声音嘶哑，失音，咳声粗糙和呼吸时的痰声，均与肺有关；② 烦躁不安因热毒蕴肺，耗津劫液，心液既虚，邪火复

炽，内扰心神，故见烦躁不安。

方七（北京名医印会河）

[组成] 猪肝、蛤粉、谷精草、夜明砂各6克

同煎煮，去药渣，取汤连猪肝一起服完。

[功效] 养阴补肝。

[主治] 麻疹合并角膜软化。症见：眼红肿，干涩，角膜起云翳。

[按语] 肝开窍于目，故本病实为肝虚引起。

方八（北京名医赵绍琴）

[组成] 蝉蜕3克　芦根20克　僵蚕3克　片姜黄3克

[服法] 水煎，代茶频饮。

[主治] 温热卫营合邪发疹。

方九（蒲辅周）

[组成] 苇根15克　　　金银花10克　　连翘10克　　　牛蒡子5克

　　　　天花粉10克　　桑白皮6克　　生甘草2.5克　黄芩3克

　　　　生石膏12克　　竹叶6克　　　通草3克

[主治] 本方适用于麻毒内陷、肺气郁闭所致麻疹。

六　癌症

（一）食管癌

食管癌是癌症发于食管。由于肿物阻塞，致使水谷不能顺利入胃，甚至不能进食，中医把这类病称之为"噎膈"，但噎膈又不仅限于食管癌，它还包括食管狭窄、贲门痉挛、食管憩室等。

本病初起症状为吞咽困难，有物阻塞，尤其是不能吞咽固体食物，食即吐出，病情严重者可滴水不入，甚至吐出物如赤小豆汁样，大便燥如羊屎。

本病早期，临床症状多不明显，故老年人凡出现吞咽不适，进食时胸骨后不适感或异物感，即须高度警惕。食管染色法或双重染色法内镜检有助于发现早期病灶，X线钡餐比重对比法与连续摄影法检查可提高诊断率，CT检查不仅可鉴别食管壁内、外肿瘤，并且可以进一步判断食管侵犯深度，以及是否有淋巴结转移等。

总体来看，应根据老人患病后以津少血亏为本，痰气瘀毒内结为标的特点用药，一方面务以清润和降为顺，步步顾护胃气为要，在辨证施治方药中适量选加人参、黄芪、白术、茯苓、当归、木灵芝、枸杞子、女贞子、山茱萸、肉苁蓉等以扶助正气；另一方面，亦不可忽视痰气瘀毒的治疗，酌采用半夏、郁金、贝母、瓜蒌、丹参、归尾、莪术、赤芍、鸡血藤等以化痰消瘀散结。此外，白花蛇舌草、徐长卿、藤梨根、半枝莲、白英、蛇莓、龙葵、石打穿、王不留行以及冬凌草糖浆、天仙丸等是目前临床常用于治疗食管癌的中药。

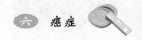

方一（北京名医印会河）

[组成] 沙参 15 克　丹参 15 克　贝母 9 克　瓜蒌 15 克　麦冬 9 克
　　　　郁金 9 克　　枳壳 9 克　玄参 9 克　蜂蜜（分冲）30 克

[功效] 益胃养阴。

[主治] 胃阴不足。症见：吞咽困难、或食入格拒、胸胁隐痛、口干咽燥、性情急躁、大便干结，舌红苔黄，脉数。

[方解] 沙参、麦冬、蜂蜜，生津益胃；丹参、郁金，行郁消肿；枳壳，行气散结；贝母、瓜蒌，润燥，除痰结；玄参，清热滋阴、解毒散结。

[加减法] 便如羊屎，加桃仁 9 克；胸胁痛，加沉香 6 克，延胡索 9 克。

方二（北京名医印会河）

[组成] 桃仁 9 克　　丹参 30 克　牡丹皮 9 克　　赤芍 9 克
　　　　延胡索 9 克　当归 9 克　五灵脂 9 克　　红花 6 克
　　　　枳壳 9 克　　乌梅 15 克　硇砂（冲）0.3 克

[功效] 活血消瘀。

[主治] 血瘀津结。症见：食入即吐、饮水不下、胸胁刺痛、大便燥结如羊屎或吐赤小豆汁样物、肌肤干燥，舌青紫，脉细数。

[方解] 方中一派去瘀散结之药，合乌梅能润燥生津，枳壳行气以助活血，硇砂有消瘀去腐之作用，用于消除肿物。

[加减法] 体虚甚者，加人参 9 克。

方三（北京名医张宗岐）

[组成] 清半夏、生姜各 10 克　远志 12 克　焦麦芽、焦枣仁各 30 克
　　　　党参、当归、稻芽、焦山楂各 15 克

[服法] 每日 1 剂，水煎服。

[功效] 益气养胃、化痰降浊。

[主治] 食管癌。

方四（北京名医张宗岐）

[组成] 芦根、金荞麦根各 30 克　　野菊花、生薏苡仁、鱼腥草各 20 克

桃仁、浙贝、桔梗各 10 克　甘草 9 克

[服法] 每日 1 剂，水煎服。

[功效] 清热解毒、化痰排脓。

[主治] 食管癌穿孔并发食管纵隔瘘、肺脓肿者。

方五（北京名医张宗岐）

[组成] 黄芪 45 克　　　　　　水蛭 3 条　蚤休 30 克

黄药子 15 克　　　　　土鳖虫、穿山甲各 12 克

天竺黄、莱菔子各 10 克　甘草 9 克

[服法] 每日 1 剂，水煎服。

[功效] 益气活血、化痰散结。

[主治] 食管癌。

方六（北京名医张宗岐）

[组成] 菱角叶 80 克（菱角 80 克）

清水洗净菱叶的泥沙，淘洗时要轻缓，切勿破坏其组织内所含的水汁成
分，装入蒸笼内，以约 100℃的蒸汽蒸熟。一般需蒸 5 ～ 8 小时，使其自然
冷却 5 ～ 10℃。然后使其发酵，室内温度约维持在 50℃，一般可用烘箱来发
酵。发酵 20 天后，取出，日晒烘干，研成细粉即可。

[服法] 可以单独泡水用，也可混入绿茶或牛奶里饮用。

[功效] 安中补脏、益气健脾、抗食管癌。

方七（北京名医张宗岐）

[组成] 水发海参 3 两　猪瘦肉 2 两　鲜蘑 1 两

　　　　黄酒、姜、麻油、盐、味精各适量

海参切小丁，蘑菇切碎丁，猪肉剁末加酒、盐、水淀粉腌 10 分钟，油烧热爆香姜片，放入肉末划散，下蘑菇、烹上黄酒炒匀盛起。余油中加适量水，煮开下海参，烩 5 分钟后下肉末、蘑菇，再煮 5 分钟，调味勾芡淋上麻油即可。

[按语] 此菜属高蛋白食品，并可软坚、滋阴、抗癌，宜于癌症人及化疗患者食用。

方八（北京名医张宗岐）

[组成] 水鱼 1 只（约 320 克）　独头蒜或紫皮大蒜头 120 克

　　　　生姜、黄酒、细盐、味精各少许

将水鱼放入沸水中烫死，去掉甲壳，剖腹去内脏（留水鱼蛋、肝入药）。将大蒜头剥衣，洗净。将大蒜放入鱼腹中，加入黄酒、生姜、细盐各适量，置水鱼于炖盅内，入锅隔水蒸 40 分钟，即可离火待食。

[服法] 分 2 次于饭前吃。

[功效] 此汤养肝肾、消食化瘀、利尿解毒、抗菌防癌。

方九（北京名医王仰宗）

[组成] 当归、黄芪、白术、桂圆肉各 20 克

　　　　西洋参、仙鹤草、鳖甲各 10 克

　　　　白芍、露蜂房、柿霜（噙化）、茜草各 15 克

　　　　延胡索、玫瑰花各 12 克　蚤休 30 克

[服法] 每日 1 剂，水煎服。

[功效] 益气养血、扶正固本。

［主治］气血两虚型食管癌。

方十（北京名医王仰宗）

［组成］僵蚕、金银花各 15 克　　玄参、夏枯草、麦冬各 30 克

　　　　红枣 150 克　　　　　　壁虎 5 条　莪术、甘草各 10 克

［服法］每日 1 剂，水煎服。

［功效］扶正解毒。

［主治］食管癌。

方十一（北京名医王仰宗）

［组成］八角莲、青木香各 10 克　　八月札 30 克

　　　　急性子、半枝莲各 15 克　　丹参、生山楂各 12 克

［服法］每日 1 剂，水煎服。

［功效］理气、活血、化痰。

［主治］食管癌。

方十二（北京名医王仰宗）

［组成］穿山甲、山慈菇各 10 克　　土鳖虫、党参各 15 克

　　　　水蛭 3 条　　　　　　　　贯众、黄芪各 30 克

［服法］每日 1 剂，水煎服。

［功效］益气活血、解毒散结。

［主治］食管癌。

方十三（北京名医王仰宗）

［组成］白茅根、白花蛇舌草各 60 克　　玄参、南沙参、玉竹各 15 克

　　　　麦冬、旋覆花（包煎）各 9 克　　山药 24 克

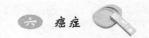

蜂蜜（另兑）120 克

[服法] 用水 2000 毫升，先煎药至 600～800 毫升，去渣后，再加入蜂蜜，煎令沸，每日 1 剂，分 4 次缓服。

[功效] 清热解毒。

[主治] 食管癌。

方十四（北京名医王仰宗）

[组成] 南、北沙参各 30 克　　天、麦冬各 30 克　　石斛 15 克

丁香 12 克　　　　　沉香曲 12 克　　　制关半夏 10 克

蜣螂 15 克　　　　　徐长卿 30 克　　　凤仙花子 15 克

夏枯草 30 克　　　　郁金 10 克

[服法] 每日 1 剂，水煎服。

[功效] 养阴扶正、化痰散结。

[主治] 食管癌。

方十五（江苏名医张锡君）

[组成] 海藻 30 克　　水蛭 8 克

共研细末。

[服法] 每日 2 次，黄酒冲服（或温不亦可）。

[主治] 本方适用于食管癌证属痰瘀互结者。

（二）肺癌

肺癌是以咳嗽、胸痛、咯血、发热、气急等为常见症状的一种病症。咳嗽和咯血为常见的初起症状，咳嗽多为阵发性刺激呛咳，无痰或少量黏液痰；咯血常见持续性或间断性的反复少量血痰，偶尔有大咯血。

胸闷气急为癌肿阻塞或压迫较大支气管，若出现较大量胸水或气胸时均可见气急。本病类属于中医的"肺积""痞癖""肺痛""积聚"等范围。

当肺癌发生时，机体并没有太大的反应，但当肿瘤生长到一定程度并引发疼痛、咳嗽等症状时，其实病情已经很严重了。这就是为什么绝大多数患者在确诊肺癌时已处于晚期的原因。因此，定期筛查对于高危人群显得更为必要。肺癌常采取三级预防的措施。

第一级预防：通俗地讲就是"防患于未然"，是控制肺癌的第一道屏障。控制吸烟，做好环境保护和职业暴露预防措施等，其实就是第一级预防。

第二级预防：又称"三早"预防，即早期发现、早期诊断、早期治疗。那么如何才能做好第二级预防呢？平时除了定期检查之外，还要注意一些身体的"报警信号"。常见的"报警信号"有：① 无明显诱因刺激性咳嗽持续2～3周，且经过止咳、抗炎治疗无效；② 原有慢性呼吸道疾病，但咳嗽的性质发生改变；③ 无其他原因可解释的短期内持续或反复痰中带血；④ 反复发作的同一部位的肺炎；⑤ 原因不明的四肢关节痛及末端指（趾）头增粗；⑥ 既往有肺结核病史，但近期结核病灶的形态或性质发生改变；⑦ 胸腔积液，尤其是逐渐增加的血性胸腔积液。总之，当身体出现不适变化时，要及时就诊，争取做到"三早"。

第三级预防：实质上是对肺癌的治疗。它是对已确诊的肺癌患者采取措施，包括防止因病致残和康复治疗两个阶段。第三级预防主要通过对肺癌患者进行综合有效地治疗，来防止肺癌的复发和转移，注重康复、休息和止痛治疗，对患者进行生理、心理、营养和锻炼指导，提高患者的生存率和生存质量。

方一（北京名医段凤舞）

[组成] 瓜蒌皮、桑白皮、贝母、竹沥、半夏、百部各9克

海浮石、佛耳草各15克

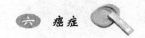

鱼腥草、半枝莲、白毛藤、黄毛耳草各 30 克

[服法] 每日 1 剂，水煎服。

[功效] 化痰散结、解毒抗癌。

[主治] 肺癌。

方二（北京名医段凤舞）

[组成] 猪肚 150 克　猪肺 1 只　百合 50 克

[服法] 将猪肺、猪肚按常法洗净切成块，加水共煮，至半烂时加入洗净的百合，再煮至烂的食用。

[功效] 益肺补脾。

[主治] 肺癌手术、化疗前后用。

[主治] 阴虚内热型肺癌。

方三（北京名医程士德）

[组成] 生黄芪 20 克　陈皮 6 克　女贞子、鸡内金、枸杞子各 15 克

　　　　清半夏、茯苓、焦白术、竹茹各 12 克

　　　　鸡血藤 20 克　焦三仙各 9 克

[服法] 每日 1 剂，水煎服。

[功效] 补气益阴、燥湿化痰。

[主治] 肺癌化疗不良反应。

方四（北京名医程士德）

[组成] 白木耳、黑木耳各 8 克　素油、鲜汤、盐、芡粉各适量

黑、白木耳一起水发。起油锅，入木耳炒，倒入鲜汤，加盐。待烧浓入味，勾芡，盛起。

[主治] 阴虚肺癌，病后滋补。

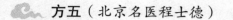

方五（北京名医程士德）

[组成] 猪瘦肉 20 克　腊鸭肾 3 个　西洋菜 200 克　无花果 4 个　南北杏、盐各适量

无花果清水洗净，切开边。腊鸭肾、瘦肉放入沸水中煮 5 分钟，取出用清水洗净。南北杏放入沸水中煮 5 分钟。取出去衣洗净。清水适量，放入煲内煲开，依次放入西洋菜、肉、鸭肾、无花果、南北杏，慢火煲 3 小时，下盐调味即成。

[主治] 阴虚所致肺癌、咽癌、腺癌、肝癌、肠癌。

方六（北京名医程士德）

[组成] 猪肺 0.5 副　白及 40 克　盐、料酒各适量

猪肺在清水中反复冲洗干净，切块，与白及同用料酒。清水煮透，加盐。煮熟后食肺喝汤，弃药渣。

[主治] 适用于肺癌咯血，气管扩张，肺胃出血等。

方七（北京名医程士德）

[组成] 雪耳（银耳）、莲子、百合、桂圆肉各少许

　　　　猪排骨 320 克（或整鸡 1 只）　清水适量

把银耳用清水泡发，莲子、百合清水洗净。然后和桂圆肉、排骨或鸡一起放入锅中，加 5 碗水，慢火煮 2～3 小时即可饮汤吃肉和银耳等。

[服法] 每次 1 小碗，每 2 天 1 次可用 3 次。

[功效] 扶正养阴，肺癌调理，阴虚解毒。

方八（北京名医程士德）

[组成] 生百部 80 克　鸡 1 只清水适量

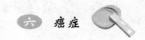

百部先用水煎 2 次，过滤取汁备用。鸡杀后弃除内脏肠杂，铁锅内加水放入鸡，把鸡煮至熟透，捞出。将百部汁倒入鸡汤中，再煮 5 分钟，趁热倒入容器中备用。此为 7 天量。

[服法] 每天 1 次，每次 1 小碗。7 天服完后再配方制备；4 只鸡为 1 个疗程。

[功效] 温润肺气、止咳杀虫。

[主治] 肺癌寒嗽。

方九（北京名医程士德）

[组成] 母鸡 500 克　当归 10 克　三七参 10 克　调味适量

将鸡肉洗净，切块，放入砂锅中，加生姜，诸药（布包）及清水适量，武火煮沸后，转文火炖至鸡肉烂熟，去药袋，调入食盐、胡椒粉、味精即成。

[功效] 活血补血。

[主治] 肿瘤以血瘀为主要兼证者。症见：肋下或局部肿块、质硬、疼痛固定不移，舌紫暗，脉细涩等。

方十（北京名医程士德）

[组成] 母鸡 1000 克　当归 10 克

　　　　白芍、熟地黄、川芎、白术、甘草各 6 克

　　　　党参、茯苓各 10 克　生姜 3 片　调料适量

将鸡肉洗净，切块，放入锅中，加生姜，诸药（布包）及清水适量，武火煮沸后，转文火炖至鸡肉烂熟，去药袋，调入食盐、胡椒粉、味精即成。

[功效] 气血双补。

[主治] 肿瘤患者手术及放、化疗后红、白细胞下降等，表现为面色苍白、咽干口燥，动则气喘、心悸失眠等症状。

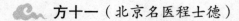
方十一 （北京名医程士德）

[**组成**] 鲜菱 250 克　嫩豆腐 250 克　精盐、葱、麻油各适量

将菱剥壳褪膜，洗净，下锅爆炒。豆腐切成小块。将菱、豆腐、盐、葱同放锅中，焖煮 5 分钟，淋上麻油即成。

[**按语**] 菱古称为芰。其肉厚味香，含有丰富的淀粉、葡萄糖和蛋白质，营养价值可与板栗媲美，故又有"水栗"之称。《随息居饮食谱》指出"菱芰，鲜者甘凉，熟者甘平。"据现代医学资料介绍，此物中含有抗癌物质，常服之可预防和治疗癌症，配以豆腐其作用加强。临床上还常用于治疗泄泻、痢疾、食管癌、胃癌、子宫癌等症。

方十二 （山东名医王铁民）

[**组成**] 鲜百合 2 两　清水芦笋 1 罐　盐、味精各适量

百合掰成瓣，盐腌后洗净，加适量水煮七成熟，然后加入切成寸段的芦笋并调味即可。

[**功效**] 此汤可安神清心、润肺止咳，防癌、抗癌。

（三）胰腺癌

胰腺癌是一种较常见的恶性肿瘤，发病率占全身肿瘤的 1% ～ 3%。在我国有逐年增加的趋势，在消化道肿瘤中占第 5 位，男性多见，40 岁以上好发，高峰在 50—60 岁。主要临床表现有：① 上腹部不适，隐痛或剧痛；② 黄疸；③ 乏力，贫血；④ 恶心，呕吐，腹泻或便秘；⑤ 发热；⑥ 抑郁、焦虑、失眠。本病预后较差，一般于出现症状后 6 ～ 9 个月死亡，由于无统一分期法，胰腺十二指肠切除术（Whipple）术后 5 年生存率差别较大，在 0% ～ 18% 之间，平均生存约 18 个月。胰腺癌相当于中医学的"卒积""伏梁"等病。

方一 （北京名医董建华）

[组成] 佛甲草（鲜）60 ～ 120 克　芥菜（鲜）90 ～ 180 克

[服法] 每日 1 剂，水煎服。

[功效] 解毒抗癌。

[主治] 胰腺癌。

方二 （北京名医董建华）

[组成] 金银花 15 克　鱼腥草、白毛藤、芥菜各 30 克

　　　　佛甲草 60 克　木香、麦冬、延胡索各 9 克

[服法] 每日 1 剂，水煎服。

[功效] 解毒抗癌、理气止痛。

[主治] 胰腺癌。

方三 （北京名医董建华）

[组成] 丹参、白花蛇舌草、夏枯草、煅牡蛎、海藻各 30 克　海带 20 克

　　　　铁树叶、漏芦、赤芍、川楝子、郁金、白芍各 10 克

　　　　党参、白术、当归、茯苓各 15 克

[服法] 每日 1 剂，水煎服。

[功效] 益气养血、化痰散结。

[主治] 胰腺癌早、中期。

方四 （北京名医董建华）

[组成] 党参 15 克　云茯苓 18 克　陈皮 10 克

　　　　木香、砂仁（后下）各 6 克

　　　　茵陈、半枝莲、金钱草、黄芪各 30 克

　　　　半夏、炒白术、穿山甲、延胡索、莪术各 12 克

[服法] 每日 1 剂，水煎服。

[功效] 健脾和胃、抗癌散结。

[主治] 胰腺癌。

方五（北京名医孔光一）

[组成] 白花蛇舌草 30 克　延胡索 15 克

[服法] 每日 1 剂，水煎服，3 周为 1 个疗程。

[功效] 抗癌散结。

[主治] 胰腺癌。

方六（北京名医孔光一）

[组成] 党参、白术、茯苓、木香、丹参、莪术、蕲蛇各 9 克

　　　　白毛藤 30 克　金银花 15 克　当归、白术各 6 克

[服法] 每日 1 剂，水煎服。

[功效] 补气养阴、清除余毒。

[主治] 胰腺癌。

方七（北京名医孔光一）

[组成] 白参（蒸兑）5 克，三七片 4 克　生山楂 30 克

　　　　黄连、肉桂各 7 克　　　　　　煅瓦楞 15 克

　　　　猪苓 20 克　　　　　　　　　茯苓、白术、赤芍各 10 克

[服法] 每日 1 剂，水煎服。

[功效] 益气活血、化浊散结。

[主治] 各期胰腺癌。

方八（北京名医孔光一）

[**组成**] 白花蛇舌草、土茯苓、薏苡仁各 30 克　茵陈、蒲公英各 15 克

　　　　生地黄、柴胡、丹参、茯苓、郁金各 12 克

　　　　大黄、山栀、黄芩各 9 克　　　　　　龙胆草 6 克　黄连 3 克

[**服法**] 每日 1 剂，水煎服。

[**功效**] 清热解毒、活血化瘀。

[**主治**] 胰腺癌。

[**加减法**] 瘀血内阻者，加丹参、桃仁、红花、水红花子、七叶一枝花等；阴虚，加鳖甲、知母、地骨皮、银柴胡、西洋参、蛇莓等；气虚，加党参、白术、陈皮、甘草；胀痛，加郁金、香附、八月札、枳壳、橘叶等；胃肠道出血，加大蓟、白及、参三七、血余炭、墨旱莲、生地榆、侧柏炭。

（四）肠癌

现代医学认为，饮食与肠癌发病有密切关系，如饮食中的成分即与此癌有关。最重要的是脂肪，原因是饮食中的高脂肪，会使粪便中的胆汁酸含量增加，这些汁酸是脂肪代谢的产物。粪便中不仅胆汁酸浓度高，数量多，而且还引起肠道里面的细菌种类和数量发生相应的改变；胆汁酸的分子结构与多环烃类化合物极相似，多环烃具有很强的致癌能力，肠道内的细菌能把脱氧胆酸转变为 3- 甲基胆蒽。动物试验发现 3- 甲基胆蒽很容易诱使动物致癌，用高蛋白、高脂肪饲养的动物，大肠癌的发病率比正常饮食的动物高 2 倍。

食物纤维素的含量也影响着大肠癌的发病，粪便量的多少，受食物纤维素左右，粪便量增加，促使肠蠕动加快，肠道内的致癌物质就会加速排出，致癌物质与肠壁的接触机会减少，引起癌的可能性就会减少；同时粪便量增

加还会起到稀释致癌物质的作用，减轻致癌的刺激作用。

　　食物中的蛋白质同样与癌有关，但对癌症的影响还不及脂肪及食物纤维。蛋白质中以动物蛋白的影响最大，蛋白质被肠道内细菌分解后生成氨基酸，它的代谢产物能具有致癌作用。

　　食物中的维生素有保护大肠不发生癌症的作用，如维生素 C 和 E 有很强的还原作用，可以防止正常细胞恶变。此外，大肠的慢性炎症、大肠息肉和腺瘤也与本病有关。

方一（北京名医张宗岐）

[组成] 白花蛇舌草 30 克　　龙葵 15 克　　大血藤 30 克　　大黄 9 克
　　　　牡丹皮 12 克　　　　鳖甲 15 克　　瓦楞子 30 克　　黄芪 30 克
　　　　龟甲 15 克　　　　　薏苡仁 30 克

[服法] 每日 1 剂，水煎服。

[功效] 解毒散结、补气通腑。

[主治] 肠癌发生肠梗阻者。

方二（北京名医张宗岐）

[组成] 炒薏苡仁 30 克　　石榴皮 21 克　　焦山楂 30 克
　　　　诃子肉 12 克　　　山豆根 9 克　　瓦楞子 15 克
　　　　料姜石 30 克　　　黄芪 30 克　　　党参 15 克

[服法] 每日 1 剂，水煎服。

[功效] 健脾益气、收涩止泻。

[主治] 肠癌。

方三（北京名医张宗岐）

[组成] 白花蛇舌草、菝葜、野葡萄藤、生薏苡仁、瓜蒌仁、白毛藤、

贯众炭、半枝莲各 30 克

八月札、大血藤、苦参、丹参、凤尾草各 15 克

木香、地鳖虫、乌梅各 9 克

[**服法**] 每日 1 剂，水煎服，加蜈蚣 4.5 克，研末，分 3 次吞服。另可保留 1/3 煎剂灌肠，每日 1 次。

[**功效**] 清热利湿、活血解毒。

[**主治**] 直肠癌，也可治结肠癌。

方四（北京名医张宗岐）

[**组成**] 白槿花、黑木耳、荠菜花、地锦草、地榆各 9 克

无花果、甜瓜子、墓头回各 15 克　山藿香 12 克　木贼草 6 克

[**服法**] 每日 1 剂，水煎服。

[**功效**] 清肠、解毒、止血。

[**主治**] 直肠癌，表现为大便不畅，血多腹痛者。

方五（北京名医张宗岐）

[**组成**] 白花蛇舌草、槐角、槐花各 35 克　龙葵、仙鹤草、地榆各 20 克

当归、生黄芪、败酱草各 10 克　　穿山甲、昆布各 15 克

三七参、生大黄各 5 克　　　　　黄药子 20 克

[**服法**] 每剂煎取 400 毫升，每日分早、中、晚 3 次分服。

[**功效**] 清热解毒、散结消肿。

[**主治**] 直肠癌。

[**加减法**] 便血不止，加茜草、阿胶各 10 克，大便不爽，加炒莱菔子。

方六（北京名医张宗岐）

[**组成**] 水芹菜 500 克　黄豆芽 200 克

水芹沸水汆熟，切4厘米条段。豆芽去须，入沸水煮熟。拌匀装碗；加盐，淋麻油。

[服法] 佐餐，每日1剂，分2次服。

[功效] 凉血止血、润肠利便。

[主治] 腹胀、便秘、便血或结、直肠癌，也可用于急慢性肠炎。

方七（广州名医卢时杰）

[组成] 鲜大蒜80克　鲜鹅血240克　油、盐、味精各适量

将大蒜洗净切碎；鹅血放入沸水中烫熟，切成厚块。起油锅入大蒜加油少许炒片刻，加清水适量煮汤，汤将沸时倒入鹅血煮至沸，再加入油、盐、味精等佐料，即可食用。

[服法] 每日1次，也可隔日1次。

[功效] 健脾补血，抗食管癌、胃癌及肠癌。

方八（广州名医卢时杰）

[组成] 淮山药、墨旱莲各40克　新鲜墨鱼1只　陈皮1角
　　　　猪腿肉150克　　　　　盐少许

①将960克重新鲜墨鱼，撕去皮，去内脏，取出墨鱼骨（洗干净，保鲜作煲汤用），用清水洗干净。淮山药、陈皮分别用清水浸透，洗干净。墨旱莲用清水浸透，洗干净，滴干水。猪腿肉用清水洗干净。②瓦煲内加入适量水，将处理好的食物放入，煲30分钟离火，即可食用。

[主治] 直肠癌，症见：腹痛便血，体重减轻。

方九（广州名医卢时杰）

[组成] 鲜蘑菇（或用罐头蘑菇）150克
　　　　榨菜、油筋各40克　盐、麻油、味精各适量

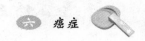

锅置于火上，加水 1 大碗，水沸后投入以上所有配料，稍煮，沸时捞去上白沫，加盐、麻油、味精后离火，盛入汤盆即成。

[功效] 宣肠益气、化散血热。

[主治] 肠癌。

方十（广州名医卢时杰）

[组成] 龟肉 500 克　人参 10 克　鹿茸 3 克　苡米 50 克　调料各适量

将龟宰杀，去头、爪及内脏，洗净，切块，诸药布包同放入锅中加入生姜、清水等，开水后去浮沫，加料酒等，文火煮至肉熟，调入食盐、味精。

[功效] 益气温阳、养阴填精。

[主治] 肿瘤患者阳气虚弱及化、放疗后红、白细胞下降。症见：体弱、气虚、畏寒肢冷、四肢无力、精神不振等。

方十一（广州名医卢时杰）

[组成] 新鲜马齿苋 120 克（或干品 60 克）　绿豆 60 克

将上述原料加水适量，煎汤 500 毫升。

[服法] 每日 1～2 次，连服 2～3 周。

[功效] 清热解毒、利水消肿、生津养液。

[主治] 直肠癌。症见：肛门直肠有结、腹痛腹胀、大便次数增多、夹带黏液脓血，或有里急后重、饮食减少，舌苔黄腻，脉滑数。

方十二（新疆名医王秀芬）

[组成] 新桃花瓣 10 克（或干品 2 克）　粳米 30 克

桃花瓣与粳米煮稀粥。

[服法] 隔日 1 次，连服 7～14 天。

[功效] 利水活血。

[主治] 直肠癌。症见：腹块刺痛、坚硬不移、腹胀腹痛、利下紫黑脓血、里急后重，舌紫苔黄，脉弦。

方十三（新疆名医王秀芬）

[组成] 核桃仁 100 克　　莲肉（去芯）200 克

　　　　　芡实粉 60 克　　粳米或糯米 500 克

核桃仁、莲肉加水煮烂、捣碎成泥，粳米或糯米浸水 2 小时后与核桃莲肉泥及芡实粉混匀置盆内，隔水蒸熟，稍凉压切块，撒白糖一层。

[服法] 每日早晚各 1 次，酌量服用，连服 10 ～ 15 天。

[功效] 温肾健脾、厚肠止泻。

[主治] 直肠癌。症见：腹块隐痛、喜按喜温、大便失禁、污浊频出，或肛门脱出、面色萎黄、畏寒肢冷，舌薄白，脉沉细无力。

方十四（新疆名医王秀芬）

[组成] 甲鱼 1 只　　枸杞子 30 克　　山药 30 克　　女贞子 15 克

　　　　　熟地黄 15 克

加水适量，文火炖至烂熟；去女贞子，加调料食用。

[功效] 滋阴补肾。

[主治] 直肠癌。症见：头晕目眩、腰腿酸软、五心烦热、口渴咽干、大便燥结，舌红、苔少，脉弦细。

方十五（新疆名医王秀芬）

[组成] 生黄芪 300 克　　党参 30 克　　甘草 15 克　　粳米 100 克　　大枣 10 枚

将生黄芪、党参、甘草浓煎取汁；粳米、大枣同煮，待粥成后兑入药汁调匀。

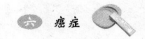

［服法］早晚服用，连服 10～15 天。

［功效］补气养血。

［主治］直肠癌晚期。症见：形体瘦削、面色苍白、神疲气短、大便溏稀，苔薄白，脉细弱者。

方十六（新疆名医王秀芬）

［组成］黄芪 30 克　黄精 15 克　　枸杞子 15 克　鸡血藤 15 克

　　　　槐花 15 克　败酱草 15 克　马齿苋 15 克　仙鹤草 15 克

　　　　白英 15 克

［服法］每日 1 剂，水煎服。

［功效］益气补血，清热解毒。

［主治］直肠癌。

方十七（新疆名医王秀芬）

［组成］夏枯草 12 克　海藻 12 克　　海带 12 克　　牡蛎 30 克

　　　　玄参 12 克　　天花粉 12 克　蜂房 15 克　　丹参 15 克

　　　　象贝母 9 克　川楝子 12 克　贯众炭 30 克　白花蛇舌草 30 克

　　　　蜀羊泉 15 克

［服法］每日 1 剂，水煎服。

［功效］理气活血、解毒软坚。

［主治］直肠癌。

方十八（新疆名医王秀芬）

［组成］八月札 15 克　木香 9 克　　白花蛇舌草 30 克　菝葜 30 克

　　　　野葡萄藤 30 克　苦参 15 克　生薏苡仁 30 克　紫丹参 15 克

　　　　地鳖虫 9 克　　乌梅 9 克　　瓜蒌仁 30 克　　白毛藤 30 克

凤尾草 15 克　　贯众炭 30 克　半枝莲 30 克

壁虎（研末 3 次分冲）45 克

[服法] 每日 1 剂，水煎服。并将本煎汤的 1/3 保留灌肠，每日 1～2 次。

[功效] 清热解毒、化湿消肿。

[主治] 适用于直肠癌、结肠癌。

方十九（新疆名医王秀芬）

[组成] 党参 30 克　　当归 15 克　　炙黄芪 30 克　白术 15 克　陈皮 12 克

柴胡 12 克　　升麻 12 克　　炙甘草 5 克　　枳壳 15 克　苍术 15 克

生附片（先煎 1 小时）12 克　　　　　　干姜 6 克　　黄柏 18 克

肉桂（后入）5 克　　　黄连 9 克　　广香 12 克

[服法] 每日 1 剂，水煎服。

[功效] 补中益气、健脾化湿。

[主治] 直肠癌术后泄泻。

（五）胃癌

胃癌号称肿瘤第一杀手，是人类最为常见的恶性肿瘤，占我国所有恶性肿瘤死亡率的 23.02%，在我国，其发病率 40 岁后逐渐增高，65—75 岁达高峰。

中医学中无胃癌的病名，但根据其主要临床表现，可属于"噎膈""反胃""胃脘痛""癥积"等范围。

方一（国医大师张镜人）

[组成] 炒白术 10 克　　炒白芍 10 克　　炙甘草 3 克　　郁金 10 克

黄精 10 克　　陈皮 30 克　　灵芝草 10 克　　香扁豆 10 克

山药 10 克　　生薏苡仁 12 克　　炒续断 15 克　　炒杜仲 15 克

丹参 10 克　　天麻 10 克　　蜀羊泉 15 克　　蛇果草 15 克

炒谷芽 12 克　　猪殃殃 30 克　　白花蛇舌草 30 克

[服法] 每日 1 剂，水煎服。另外，每日冬虫夏草 4 只炖服。

[功效] 健脾胃化湿，兼清瘀热。

[主治] 脾虚湿盛瘀阻所致胃癌。

[方解] 方中用白术、白芍、灵芝、山药、生薏苡仁，归脾、胃经，益气健脾祛湿为君药。辅以黄精、续断、杜仲，归肝肾经，滋补肝肾扶正为臣药。丹参、郁金、陈皮、天麻合用，归肝、脾经，行气活血，导滞化瘀；蜀羊泉、蛇果草、炒谷芽、猪殃殃、白花蛇舌草清热解毒，破结抗癌共为佐药。炙甘草味甘，性温，归脾、胃经，益气健脾，调和诸药为使药。诸药合用，共奏健脾益胃、滋补肝肾、祛瘀清热、解毒抗癌之功。

方二（国医大师张镜人）

[组成] 炒党参 12 克　　炒白术 10 克　　云茯苓 10 克　　生薏苡仁 30 克

炙鸡内金 10 克　　威灵仙 10 克　　法半夏 9 克　　陈皮 6 克

广木香 6 克　　龙葵 30 克（或半枝莲 30 克）

[服法] 每日 1 剂，水煎服。

[功效] 补中益气、健脾益胃。

[主治] 胃癌。

[加减法] 恶心呕吐者，酌加淡竹茹、姜半夏、沉香、代赭石等；腹胀食滞者，酌加川厚朴、焦槟榔、炒枳壳、焦山楂、炒谷麦芽等；胃脘疼痛者，酌加制香附、延胡索、杭白芍、五灵脂、桃仁、红花等；偏胃阴不足者，去白术，酌加沙参、麦冬、川石斛等；便血者，酌加仙鹤草、地榆炭、藕节炭、三七粉等；伴有便溏者，酌加炒苍术、怀山药、诃子肉、炒薏苡仁等。

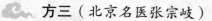

方三（北京名医张宗岐）

[组成] 黄芪 15 克　　太子参 15 克　茯苓 15 克　山药 15 克

薏苡仁 15 克　龙葵 30 克　　虎杖 30 克　莪术 15 克

佛手 10 克　　谷芽 10 克　　麦芽 10 克　炙鸡内金 10 克

炙甘草 5 克

[服法] 每日 1 剂，水煎服分 2 次服用，连服 90 天以上。

[功效] 益气健脾和胃，兼活血解毒。

[主治] 胃癌。

方四（北京名医张宗岐）

[组成] 党参 15 克　半夏、僵蚕、炒白术、九香虫、茯苓各 10 克

炙甘草、陈皮、生薏苡仁各 30 克　壁虎 2 条

[服法] 水煎，每日 1 剂，分 2 次服。

[功效] 益气扶中、活血解毒。

[主治] 晚期胃癌术后。

[加减法] 脘腹胀痛者，加木香、枳壳、延胡索、香附子各 10 克；恶心
呕吐、胃热者，加黄连 3 克，代赭石 30 克；纳呆，加炙鸡内金、焦山曲各
10 克，谷麦芽各 30 克；气血不足，加炙黄芪 18 克，当归、枸杞子各 10 克；
阳虚，加附子 10 克，干姜 3 克；阴虚，加石斛、麦冬各 10 克。

方五（北京名医张宗岐）

[组成] 潞党参、生黄芪各 15 克　生白术 10 克　茯苓 15 克

生薏苡仁、仙鹤草、白英、白花蛇舌草各 30 克

七叶一枝花 15 克　　　　石见穿 18 克

[服法] 每日 1 剂，水煎，分 2 次服用。

[功效] 益气解毒，抗癌。

[主治] 晚期胃癌术后。

[加减法] 阴虚，加沙参、天冬、麦冬、生地黄、石斛；血虚，加当归、熟地黄、黄精、白芍；气逆，加八月札、旋覆花、枳壳；血瘀，加丹参、桃仁；恶心呕吐，加旋覆花、代赭石；胃纳不振，加楂曲、鸡内金、谷麦芽；疼痛，加川楝子、延胡索、川草乌。

方六（北京名医张宗岐）

[组成] 地榆、槐花各 15 克　棕榈炭 10 克　仙鹤草 30 克
　　　　三七粉（冲）3 克

[服法] 每日 1 剂，水煎服。

[功效] 清热，凉血，止血。

[主治] 胃癌便血。

方七（北京名医张宗岐）

[组成] 半夏 5 克　鳖甲 3 克　桔梗 3 克　前胡 3 克
　　　　干姜 1 克　枳实 1 克　吴茱萸 0.5～1 克

[服法] 每日 1 剂，水煎服。

[功效] 温中理气、化痰散结。

[主治] 胃癌。

方八（北京名医张宗岐）

[组成] 全瓜蒌 15～30 克

[服法] 每日 1 剂，水煎服。

[功效] 清热化痰、散结消肿。

[主治] 胃癌。

方九（北京名医王仰宗）

[组成] 马钱子（浸润去皮，切片）12 克　炙僵蚕 60 克

炙蜈蚣 24 克　炮穿山甲 24 克　　硫黄 4.5 克

[服法] 共研细末，炼蜜为丸，如桂圆核大，每日 1 粒。

[功效] 化瘀散结、解毒消坚。

[主治] 胃癌。

方十（北京名医王仰宗）

[组成] 地榆、槐花各 15 克　棕榈炭 10 克

仙鹤草 30 克　　　　三七粉（冲）3 克

[服法] 每日 1 剂，水煎服。

[功效] 清热凉血、化瘀止痛。

[主治] 胃癌便血。

方十一（北京名医王仰宗）

[组成] 鬼针草、赭石粉、山药各 30 克

旋覆花、蒲黄、五灵脂、三棱、炒枳壳各 10 克

黄药子、知母、牛膝各 15 克　淡大云、焦山楂、茯苓各 20 克

[服法] 2 日 1 剂，水煎服。

[功效] 健脾和胃、消瘀散结。

[主治] 胃癌。

方十二（北京名医王仰宗）

[组成] 猕猴桃根（先煎 2 小时）90 克　　龙葵 60 克

石打穿、鬼箭羽、无花果各 30 克　九香虫 9 克

〔服法〕每日 1 剂，水煎服。

〔功效〕清热解毒、消瘀散结。

〔主治〕胃癌。

方十三（北京名医王仰宗）

〔组成〕人参 9 克　　　代赭石 18 克　　婆罗子 18 克　　陈皮 9 克
　　　　当归 15 克　　　桃仁 9 克　　　红花 9 克　　　厚朴 9 克
　　　　白术 12 克　　　黄芪 30 克　　　生甘草 3 克

〔服法〕每日 1 剂，水煎服。

〔功效〕健脾和胃、活血散结。

〔主治〕胃癌。

方十四（北京名医王仰宗）

〔组成〕墓头回 30 克　生姜 3 片　红糖 30 克

〔服法〕每日 1 剂，水煎代茶饮。

〔功效〕活血、化瘀、散结。

〔主治〕胃癌。

方十五（北京名医王仰宗）

〔组成〕党参、半夏、僵蚕、炒白术、九香虫、茯苓各 10 克
　　　　炙甘草、陈皮各 6 克　生薏苡仁 30 克　壁虎 2 条

〔服法〕每日 1 剂，水煎服。

〔功效〕健脾化瘀、解毒散结。

〔主治〕胃癌。

方十六（北京名医王仰宗）

[组成] 杂木根皮 15 克　　龙胆草、牡丹皮、大黄各 4.5 克
　　　　　苦苣苔 9 克　　　　木香 3 克

[服法] 每日 1 剂，水煎服。

[功效] 清热解毒、化瘀散结。

[主治] 胃癌。

方十七（北京名医程琳）

[组成] 党参、白术、黄芪、乌梢蛇各 15 克　升麻、全蝎各 6 克
　　　　　蜈蚣（去头足）1 条　　　　当归、陈皮、山楂各 12 克

[服法] 每日 1 剂，水煎服。

[功效] 益气和中、化浊行瘀。

[主治] 胃癌。

方十八（北京名医程琳）

[组成] 猪瘦肉 80 克　　白菜干 40 克　　蜜枣 2 粒　　腊鸭肫（鸭肫干）3 个
① 白菜干浸软，洗净、切段；蜜枣洗净；腊鸭肫温水浸半小时，洗净，切块；猪瘦肉洗净，切片。② 把全部用料放入锅内，加清水适量，猛火煮沸后慢火煮 1～2 小时，调味即成。分 2～3 次饮用。

[主治] 胃癌。适用于胃津不足所致口渴消瘦。

[按语] 本汤清胃热而养胃阴，抑制癌细胞增殖，功能益气润燥，养胃生津。常服此汤，防止胃癌。

方十九（北京名医程琳）

[组成] 大蒜 80 克　　嫩鸡 1 只　　盐、冷水各适量

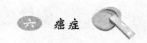

大蒜用水洗净，用刀背压裂，除去外皮。将鸡洗净，把蒜装入鸡肚内，放入锅中，加少许盐、味精和适量水，盖锅盖，煮熟，即可食用。

[功效] 适用于胃癌虚寒，还可用于冠心病、高血压、高脂血症。

方二十（北京名医程琳）

[组成] 鲜牛蒡 150 克　大米 150 克　白糖 20 克

① 将牛蒡洗净、切成段；大米淘洗干净；② 将大米、牛蒡放入砂锅内，加水适量，置武火上烧沸，再用文火煮 35 分钟，加入白糖即成。

[功效] 养胃生津、清热消肿。

[主治] 各种癌症均可食用。

方二十一（北京名医程琳）

[组成] 菱角粉 50 克　　苡米 50 克　　山药 100 克

糯米 100 克　　佩兰叶 10 克　　浙贝粉 10 克

山药切片，苡米水泡开，佩兰叶布包泡开，加入糯米、冷水烧开，再加入菱角粉和浙贝粉调匀，煲粥。

[功效] 祛痰利湿。

[主治] 胃癌痰湿较重者。症见：食欲不振、痰多口黏、胸脘痞闷、身重乏力，苔厚，脉滑等。

方二十二（北京肿瘤专家李佩文）

[组成] 黄瓜 500 克　　猪肉 200 克　　豆腐 150 克　　平菇 15 克

香菇 5 克　　鸡蛋 2 个　　葱白 100 克　　鸡汤 1500 毫升

竹签 4 根　　酱油 15 克　　葱末 10 克　　蒜茸 5 克

姜末 5 克　　胡椒粉 2 克　　白糖 15 克　　芝麻（焙好）5 克

芝麻油 10 克　　精盐 3 克

把每条黄瓜在柄的一端切下少部分，挖去黄瓜籽瓤，洗净，用盐渍一下，待用；猪肉洗净，剁成泥茸，放入瓷碗中，加酱油、葱末、姜末、胡椒粉、白糖、芝麻、芝麻油、精盐搅拌均匀，入味；豆腐洗净，放入瓷盆中，碾碎，加盐、胡椒粉、芝麻油，鸡蛋1个，拌上面粉，再倒入猪肉馅，搅拌成稀稠适宜黏合的馅心，然后，做成和黄瓜心同样大小的丸子；把丸子均匀地装入空心黄瓜内，盖是切下的少部分黄瓜端头，用竹签逐条黄瓜通心串起；煮锅放入鸡汤，放入平菇、水发香菇和葱白丝，煮开，至无气泡时，把备好的黄瓜放入，煮开；再把余下的1个鸡蛋做成蛋饼，切成小块菱形片；黄瓜煮熟，捞起，凉凉，切成小段，再按整条黄瓜排放碗内，浇原汤，撒蛋片，即可。

（六）肝癌

原发性肝癌是指发生于肝细胞与肝内胆管上皮细胞的癌变，是最常见的恶性肿瘤之一，临床见上腹部肿块、进行性消瘦等症状。肝癌具有发病隐匿、潜伏期长、高度恶性、进展快、侵袭性强、易转移、预后差等特点，其发病率有逐年上升趋势。肝癌的死亡率很高，早期肝癌和小肝癌即行手术根治切除治疗，对中晚期失去手术机会者，应采用多种治疗方法有机结合，可以改善症状，减少各种疗法引起的不良反应，从而提高疗效。肝癌属于中医学的"积聚""癥瘕""黄疸""臌胀""胁痛"等范畴。

本病由于早期不易发现，手术根治机会不多，化学抗癌及放射治疗又不甚敏感且有一定禁忌证，因而应用中医药治疗具有一定优势。其早期患者多以疏肝健脾为法；至中、晚期，大抵治以活血化瘀、解毒散结；清热解毒法则配用于病程各期治疗之中。调理脾胃药主要用太子参、黄芪、茯苓、白术、山药、薏苡仁等；活血化瘀药常选三棱、莪术、丹参、土鳖虫、赤芍、牡丹皮等；解毒散结药多用鳖甲、牡蛎、夏枯草等；清热解毒药常用半枝莲、龙葵、白花蛇舌草等。另有晚期患者，出现高度顽固腹水，单腹膨隆，须加用大腹皮、车前子、陈葫芦、白茅根、泽泻、猪苓等；如老人体质尚可，则可短期内服用黑白丑。此外，根据现代研究，目前常用于治疗本病的中草药有半边莲、半枝莲、白英、蛇莓、龙葵、白花蛇舌草、八月札、石打穿、土茯苓、穿心莲、露蜂房、山慈菇、蜈蚣、壁虎、蟾蜍、鱼腥草、漏芦、土鳖虫、莪术、海藻、杠板归、苦参、鸦胆子等，临床均可据证选用。

本病病程较短，预后极为不良。中医扶正固本方药可广泛用于手术后及化疗、放疗期间。术前扶正，可为手术创造条件；术后扶正，可加速机体康复；化、放疗中扶正，可减轻放、化疗的不良反应。临床常用成药有刺五加片、人参皂苷片、人参归脾丸、蜂王浆、至灵胶囊等。如年老胃纳不佳，或配合太子参、陈皮、木香、炒麦芽；有出血倾向者，加仙鹤草、墨旱莲、生地黄、地榆、小蓟、参三七。

方一（北京名医张宗岐）

[组成] 炒白术12克　　马兰根30克　　太子参12克　　竹节参12克
　　　　茯苓30克　　　牡丹皮12克　　金银花30克　　黄柏30克
　　　　夏枯草12克　　穿山甲12克　　炙鳖甲12克　　玫瑰花9克
　　　　蜈蚣3条　　　 地龙12克　　　生南星9克　　　预知子20克

[服法] 每日1剂，水煎服。

[功效] 益气养阴、清热散结。

[主治] 肝癌。

方二（北京名医张宗岐）

[组成] 炙鳖甲12克　　玉竹30克　　　百合30克　　　炒党参12克
　　　　天花粉15克　　生地黄15克　　白芍12克　　　石斛15克

生甘草 10 克　　地骨皮 10 克　　沙参 30 克　　　山药 10 克

扁豆 10 克　　　制黄精 15 克　　天冬 12 克　　　麦冬 12 克

玄参 12 克　　　知母 10 克　　　女贞子 15 克　　墨旱莲 15 克

橘皮 10 克

[服法] 每日 1 剂，水煎服。

[功效] 益气养阴、滋补肝肾。

[主治] 气阴两虚型肝癌。

方三（北京名医张宗岐）

[组成] 党参 20 克　　　　　黄芪 30 克　　　　　　焦白术 10 克

猪苓、茯苓各 15 克　　生、炒薏苡仁各 30 克　　当归 15 克

枸杞子 15 克　　　　　菟丝子 12 克　　　　　　猫爪草 30 克

半夏 10 克　　　　　　陈皮 12 克　　　　　　　焦三仙各 15 克

地龙 12 克　　　　　　生甘草 10 克　　　　　　水牛角 30 克

[服法] 水煎服，每日 1 剂。

[功效] 健脾和胃、滋补肝肾。

[主治] 肝癌化疗后的不良反应。

方四（北京肿瘤名医段凤舞）

[组成] 生赭石 15 克　太子参 10 克　生怀山药 15 克　天花粉 10 克

天冬 10 克　　鳖甲 15 克　　赤芍药 10 克　　桃仁 10 克

红花 10 克　　夏枯草 15 克　生黄芪 30 克　　枸杞子 30 克

焦山楂 30 克　泽泻 15 克　　猪苓 15 克　　　龙葵 15 克

白英 15 克　　白芍 10 克　　焦六曲 30 克

三七粉（分冲）3 克

[服法] 水煎服，视病情增减日服量。

[功效] 调气、化瘀、利水。

[主治] 肝癌。

[方解] 方中生赭石，生新凉血，镇逆降气，祛痰、止呕、通便，引瘀下行；太子参、山药，培中养胃；用天冬、天花粉，其药理实验既有抗癌作用，且能护胃液，以防开破之药其力猛峻；桃仁、红花、鳖甲、赤芍，活血化瘀，消肿止痛兼以通络；泽泻、猪苓，利水化瘀；生黄芪、枸杞子，益气滋补肝肾；焦山楂、焦六曲，健脾和胃；龙葵、白英，清热解毒、凉血利尿；夏枯草，清火明目、散结消肿；白芍，养血柔肝、敛阴止汗。

[加减法] 有黄疸者，加茵陈 30 克；有腹水者，加商陆 10 克，牛膝 10 克，大腹皮 10 克；局部疼痛剧烈者，加郁金 10 克，延胡索 10 克，凌霄花 15 克，八月札 10 克；腹胀甚者，加大腹皮 6 克，厚朴 10 克，木香 6 克；呕逆者，加旋覆花 10 克，柿蒂 10 克；口干渴甚者，加沙南参 10 克，麦冬 10 克；大便干燥、数日不行者，加瓜蒌 20 克，郁李仁 12 克。

方五（北京肿瘤名医段凤舞）

[组成] 对坐草、白毛藤、白茅根、半枝莲、仙鹤草、焦山楂、蛇舌草、绵茵陈各 30 克　泽泻、七叶一枝花各 12 克

三棱、莪术、焦山栀、广郁金、青陈皮各 9 克

[服法] 每日 1 剂，水煎服。

[功效] 活血化瘀、清热解毒、软坚散结、调和脾胃。

[主治] 原发性肝癌。

方六（北京肿瘤名医段凤舞）

[组成] 柴胡、三棱、陈皮、王不留行、焦三仙各 12 克　白芍 20 克

郁金、丹参、茵陈各 15 克　莪术 24 克　白术 10 克　甘草 3 克

[服法] 每日 1 剂，水煎服。

［功效］疏肝解郁、行气活血、兼清湿热。

［主治］原发性肝癌，出现肝硬化、腹水者。

方七（北京肿瘤名医段凤舞）

［组成］党参、白术各15克　黄芪30克　白芍15克　鸡血藤30克
　　　　丹参15克　赤芍、红花、五灵脂各10克

［服法］每日1剂，水煎服。

［功效］健脾活血。

［主治］原发性肝癌。

方八（北京肿瘤名医段凤舞）

［组成］白花蛇舌草60克　垂盆草60克　虎杖3克　　生牡蛎30克
　　　　红枣30克　　　　夏枯草15克　藤梨根15克　丹参15克
　　　　藿香9克　　　　郁金、白术、甘草各9克

［服法］每日1剂，水煎服。

［功效］清热利湿、解毒化瘀、兼调脾胃。

［主治］原发性肝癌。

方九（北京肿瘤名医段凤舞）

［组成］柴胡、生白芍、茯苓、当归、姜半夏、陈皮、鸡内金各10克
　　　　丹参24克　仙鹤草、白英、半枝莲各30克　炙甘草6克

［服法］每日1剂，水煎服。

［功效］疏肝解郁、化瘀散结，佐以解毒抗癌。

［主治］原发性肝癌。

方十（北京名医孔光一）

[组成] 柴胡、党参、黄芪各 12 克

白花蛇舌草、半枝莲、半边莲、丹参各 30 克

黄药子、白药子、山慈菇各 20 克　金银花、茵陈各 15 克

青蒿、甘草各 10 克

[服法] 每日 1 剂，水煎服。

[功效] 疏肝解郁、健脾益气、清热解毒、散结化瘀。

[主治] 肝癌。

方十一（北京名医孔光一）

[组成] 党参、生地黄、天冬、麦冬、枸杞子、白术、白芍各 9 克

炙黄芪、天花粉、鸡血藤膏各 15 克

五味子 5 克　木香、炙甘草各 6 克

[服法] 每日 1 剂，水煎服。

[功效] 益气养阴。

[主治] 肝癌化疗期。

方十二（北京名医孔光一）

[组成] 猪肝 200 克　鸡肉 1 块　红薯 1 个

菜汤、牛奶、料酒、油、肉汤、盐、胡椒各适量

将猪肝洗净。红薯去皮，切成薄片。在锅内将植物油烧热，加入肉汤和红薯片同炒香，并煮至红薯熟透。猪肝去尽水分，加盐、胡椒、料酒同蒸。将蒸透之猪肝等放入火锅内，加入牛奶、红薯肉汤、菜汤煮数分钟，加盐、胡椒调味即可。

[功效] 养血益气、润燥除烦。

[主治]肝癌。

方十三（北京名医孔光一）

[组成]嫩鸭1只（约1280克）　薏苡仁240克

　　　　胡椒粉、盐、味精各适量

将光鸭洗净（如活鸭则红宰杀、褪毛、去内脏），入沸水锅内烫一下，放入砂锅内，加入开水和淘洗干净的薏苡仁，用旺火烧沸，改小火以保持沸而不溢出，炖至肉烂即可（约1个多小时）。出锅前加上胡椒粉、盐和味精即可。

[功效]抑癌细胞，健脾滋补。

[主治]肝癌体虚。

方十四（北京名医孔光一）

[组成]白花蛇舌草（鲜品为佳）25克　甘草10克　绿茶3克

蛇舌草洗净，与甘草一并加水浸过药面。文火煎煮至400毫升，去渣取汁，以沸药冲泡绿茶即可。

[服法]每日1剂，不拘时温服。

[功效]清热利湿、散结解毒。

[主治]适用于肝炎、肝硬化、肝癌等。

方十五（北京名医孔光一）

[组成]广郁金（醋制）10克　炙甘草5克　绿茶2克　蜂蜜25克

上四味加水1000毫升，煮沸10分钟，取汁即可。

[服法]每日1剂，不拘时频频饮之。

[功效]疏肝解郁、利湿祛瘀。

[主治]适用于肝炎、肝硬化、脂肪肝与肝癌等。

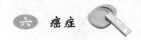

方十六（北京名医孔光一）

[**组成**] 玄参、牡蛎、大贝各30克　川楝子、内金各10克

　　　　黄药子、莪术、山豆根各10克　白花蛇舌草30克

[**服法**] 每日1剂，水煎服。

[**功效**] 清热化痰、软坚散结。

[**主治**] 肝癌。

（七）白细胞减少

白细胞减少可引起人体免疫能力降低，必须积极治疗。该病特点是白细胞计数持续低于 $4×10^9$/L（正常值一般是 $4×10^9$/L ～ $10×10^9$/L），伴有乏力、头昏、精神萎靡、食欲减退等症状。白细胞减少的原因与病毒感染、放射性物质的损伤（如 X 线照射、放射疗法）、化学药物（如他巴唑类、抗甲状腺、抗癫痫类药、氯霉素、磺胺等抗生素、解热镇痛药安乃近、氨基比林等）及饮食中营养素缺乏有关。

老年人白细胞减少临床以脾肾两虚、气血不足为多见，调补脾肾、益气养血为本病的基本治疗大法。调补脾肾之重点是调补脾肾阳气，若阳虚及阴而致虚者，则应滋阴补肾，肝阴不足者宜兼顾之。若阴虚火旺，又当于滋阴方中兼以降火之品。益气养血则胜在濡养脾气和滋补心血，肺气不足和肝血亏虚者酌予兼顾。

白细胞减少临床常见脾肾阳虚证、肝肾阴虚证及气血两虚证。本病以正气虚弱为本，老年患者多表现为阴阳同损、气阴两虚及气血两虚等复杂的病理变化。因此，治疗过程中要留意气血阴阳虚损的主次轻重。本病病程中若出现发热，多为正虚感邪，宜祛邪兼以扶正，热退后又当转为治本。

临床上对白细胞减少，特别是放疗、化疗所致的白细胞减少时，辨证尤重脾肾，治疗以健脾、补肾、生血为基本原则，或补其气血，或调其阴阳，兼血瘀者，一般认为关键在于分清虚实，实证以血热妄行和气滞血瘀为主，虚证以气血两虚、气阴两虚及阴阳两虚为多，施治亦当重视脾肾。但由于该病为出血性疾患，故治疗过程中必须重视控制出血。常见的止血方法有清热凉血、活血化瘀、益气摄血和温阳固涩等，临床可随证选用。

方一（四川名医刘正才）

[组成]女贞子30克　黄精30克　薏苡仁30克

女贞子、黄精洗净后，入砂锅加水500毫升，煎煮两次，取两次煎液合并约500毫升。用煎液与薏苡仁煮成稀饭即成。

[服法]每天1剂，连吃8周以上。

[主治]适用于白细胞减少且消化能力差、营养不良者。

[按语]本方能提供蛋白质、氨基酸、B族维生素等生成白细胞所需要的多种营养素。黄精、薏苡仁，有健脾功效，使消化吸收功能正常。黄精含黄精多糖，薏苡仁含薏苡仁多糖，都有抗辐射作用，能防治放、化疗引起的白细胞减少。

方二（四川名医刘正才）

[组成]北黄芪50克　女贞子30克　蜂蜜10克

将黄芪、女贞子洗净，两药同入砂锅，加水1000毫升，煎煮30分钟以上，去药渣取药液调入蜂蜜即成。

[服法]当饮料饮用，一日饮完，连吃8周以上。

方三（北京名医焦树德）

[组成]黄芪1400克　太子参1200克　当归1200克　泽泻700克
　　　　丹参2000克　鸡血藤2000克　石韦1200克　陈皮800克

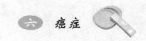

前 4 味研末，后 4 味水煎去渣煎成膏。然后将药粉与煎膏混合，制成蜜丸，每丸重 10 克。

[服法] 早晚各服 1 丸。

[功效] 益气、养血、活血。

[主治] 放射性白细胞减少。

方四（北京名医焦树德）

体针：取肾俞、脾俞、膈俞、大椎、内关、曲池、足三里、三阴交、1 次选 3～4 穴，中等手法刺激，留针 10 分钟，每日或隔日 1 次，上穴亦可加艾灸。

耳针：取内分泌、肾上腺、肾、脾等穴，针刺或埋针、压子。

方五（北京名医焦树德）

[组成] 生、熟地黄各 15 克　龟甲（先煎）30 克　枸杞子 12 克
　　　　女贞子 10 克　墨旱莲 9 克　阿胶 15 克　牡丹 9 克
　　　　黄柏 10 克

[功效] 滋阴降火、调补肝肾。

[主治] 肝肾阴虚所致的白细胞减少。症见：头目眩晕、腰膝酸软、咽干口燥、两颊潮红、低热盗汗、五心烦热、肌衄紫斑、鼻衄、齿衄、月经过多或崩漏不止，舌红少津，脉细数。

（八）膀胱癌

膀胱癌是泌尿系最常见的恶性肿瘤，在国外则仅次于前列腺癌，占全部恶性肿瘤的 3%。国内男女患病之比为 3∶1～2∶1。年发病率男性为 4.02/10 万，女性为 0.93/10 万。早期膀胱癌无任何症状，发现时多为

中、晚期，如血尿、尿路刺激征、尿潴留、排尿困难、大便急频等。本病在治疗情况下自然生存期为 16～20 个月。表浅部肿瘤经尿道切除术后，5 年生存率为 50%～70%。膀胱癌相当于中医学"癃闭""淋证""尿血"。

方一（北京名医刘福奇）

[组成] 木槿果实、石韦各 9 克　贯众 12 克　一枝黄花、马齿苋各 15 克
　　　　虎杖根 30 克　鲜三白草根 60 克　胡芦巴 4.5 克
　　　　小茴香、龙胆草各 3 克

[服法] 每日 1 剂，水煎服。

[功效] 清热、利湿、解毒。

[主治] 膀胱癌。

方二（北京名医刘福奇）

[组成] 车前子、半枝莲、七叶一枝花、蒲公英各 30 克　木馒头 15 克
　　　　生地黄、知母、黄柏、蒲黄炭、大蓟、小蓟、象牙屑各 12 克

[服法] 每日 1 剂，水煎服。

[功效] 清热、解毒、利湿。

[主治] 膀胱癌。

方三（北京名医刘福奇）

[组成] 牡丹皮、黄柏各 9 克
　　　　七叶一枝花、生地黄、茯苓、知母、粉草薢各 12 克
　　　　仙鹤草 24 克　蜈蚣 2 条

[服法] 每日 1 剂，水煎服。

[功效] 解毒、活血、利湿。

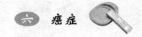

［主治］膀胱癌。

方四（北京名医刘福奇）

［组成］苦参、生地黄各 15 克　　金银花、大蓟、小蓟各 12 克

　　　　泽泻、草薢各 9 克　　　黄柏 6 克　琥珀屑（另吞）1.5 克

［服法］每日 1 剂，水煎服。

［功效］清热利湿、解毒止血。

［主治］膀胱癌。

方五（北京名医刘福奇）

［组成］泽泻、知母、蒲黄各 9 克　　　贯众 12 克

　　　　金银花、大蓟、小蓟各 12 克　生地黄 15 克

　　　　黄柏 6 克　　　琥珀屑（另吞）1.5 克

［服法］每日 1 剂，水煎服。

［功效］清热解毒、利湿止血。

方六（北京名医刘福奇）

［组成］猴头菇 50 克　鹌鹑 25 克

先将鹌鹑内脏掏空，洗净，然后将猴头菇放入鹌鹑体内放入锅内一起煮熟，熟后加入食盐等调料即可食用。

［按语］鹌鹑，性平，味甘，不仅肉嫩味鲜，还易消化吸收，被誉为"动物人参"，有健脾益气、健筋骨、利水除湿、滋补肝肾的作用，癌症患者身体虚弱，食用此佳肴，对促进机体恢复也有好处。

方七（北京名医刘福奇）

［组成］白花蛇舌草 30 克　薏苡米、半枝莲各 20 克

猪瘦肉 100 克　　调味适量

将猪肉洗净、切小块，苡米泡开，余药布包。将猪肉、药包加清水适量煮开后，转文火炖至肉熟，去药渣，调入药末及食盐、味精。

[功效] 清热、解毒、利湿。

[主治] 癌毒炽盛患者。症见：癌性发热、烦渴、小便短赤等。

方八（北京名医刘福奇）

[组成] 菱角 100 克　　橄榄（青果）30 克　苦瓜 100 克

猪瘦肉 150 克　盐 5 克　味精 3 克　　料酒 10 克　姜、葱各 6 克

将菱角洗净，一切两半；橄榄洗净拍破；猪肉洗净切成 3 厘米见方的块状；姜拍破，葱切段。将菱角、橄榄、苦瓜、猪肉、料酒、姜、葱同入炖锅内，加清水 2500 毫升。将炖锅置武火上烧沸，再用文火炖 45 分钟，加入味精，调好味即成。

[功效] 清热、消肿。

[主治] 适用于各种癌症患者食用。

方九（北京名医刘福奇）

[组成] 党参、白术各 15 克　茯苓、怀山药、芡实、莲子、薏苡米各 50 克

大枣 10 枚　　　　糯米 100 克　白糖适量

将莲子去心，诸药加水适量，煮 30 分钟，滤去党参、白术药渣，加糯米、白糖煲粥。

[功效] 补益中气。

[主治] 肿瘤手术或放、化疗后食欲下降、不思饮食。症见：食欲不振、食后腹胀、倦怠乏力、多汗、大便稀溏。

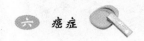

方十（北京名医刘福奇）

[组成] 紫菜少许　　白萝卜 240 克　　鸭蛋 1 个

　　　　葱花、油、盐、陈皮末各少许

将紫菜剪碎洗净；白萝卜洗净切丝；陈皮研末。然后把紫菜、萝卜同放入锅内，加水适量，煎煮 30 分钟左右即可出锅。出锅前打入鸭蛋，酌加油、盐及葱花、陈皮末即可食之。

[服法] 每 2 日服 1 次。

[功效] 散结消瘤，消癌细胞，防癌。

方十一（北京名医刘福奇）

[组成] 海蜇 40 克，马蹄 200 克，白糖适量。

将海蜇、马蹄分别洗净切碎；一起放入锅内，加水适量，煮汤，汤沸后，再加白糖调味食之。

[功效] 预防肿瘤，保健防癌，降低血压。

方十二（北京名医刘福奇）

[组成] 龙葵 30 克　　　　白英 30 克　　　　蛇莓 15 克

　　　　海金沙 9 克　　　土茯苓 30 克　　　灯心草 9 克

　　　　威灵仙 9 克　　　白花蛇舌草 30 克　车前子（包）15 克

[服法] 每日 1 剂，水煎服。

[功效] 清热解毒。

方十三（北京名医刘福奇）

[组成] 白花蛇舌草 30 克　蛇莓 30 克　蛇六谷 30 克　土茯苓 30 克

　　　　龙葵 30 克　　　　白英 30 克　土大黄 30 克

[服法] 每日 1 剂，水煎服。

[功效] 清热解毒，利湿消肿。

[主治] 膀胱癌尿血。

方十四（北京名医刘福奇）

[组成] 生地黄 30 克　　山药 30 克　　　山茱萸 12 克　茯苓 30 克

　　　　猪苓 30 克　　　紫草 30 克　　　芦荟 6 克　　　小蓟 12 克

　　　　蒲黄炭 12 克　　半枝莲 30 克　　白花蛇舌草 30 克

[服法] 每日 1 剂，水煎服。

[功效] 滋阴、清热、解毒。

[主治] 阴虚血热型膀胱癌。

方十五（佚名）

[组成] 黄芪 30 克　　　白术 24 克　　　　茯苓 24 克　菌灵芝 30 克

　　　　莪术 15 克　　　龙葵 15 克　　　　蛇莓 15 克　白英 30 克

　　　　土茯苓 24 克　　白花蛇舌草 30 克　薏苡仁 30 克

[服法] 每日 1 剂，水煎服。

[功效] 补气、活血、解毒。

[主治] 气虚血瘀型膀胱癌。

方十六（佚名）

[组成] 猪苓 30 克　　汉防己 12 克　　大黄 6 克　　　芦荟 6 克

　　　　茯苓 30 克　　虎杖 30 克　　　半枝莲 30 克　白花蛇舌草 30 克

[服法] 每日 1 剂，水煎服。

[功效] 清热、利湿、解毒。

[主治] 湿热下注型膀胱癌。

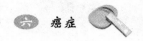

方十七（佚名）

[组成] 金钱草 60 克　海金沙 30 克　鸡内金 20 克　石韦 12 克

　　　　冬葵子 12 克　滑石 25 克　　瞿麦 20 克　　萹蓄 20 克

　　　　赤芍 25 克　　木通 12 克　　泽兰 12 克　　甘草梢 10 克

[服法] 每日 1 剂，水煎服。

[功效] 清热、利湿、解毒。

方十八（佚名）

[组成] 炙鳖甲（先煎）15 克　　川萆薢 15 克　　　土茯苓 25 克

　　　　薜荔 20 克　　　　　　白花蛇舌草 20 克　半枝莲 20 克

　　　　龙葵子 20 克　　　　　生地黄 15 克　　　石上柏 10 克

　　　　黄柏 10 克　　　　　　炒苍术 6 克　　　　仙鹤草 15 克

　　　　生薏苡仁 15 克　　　　土鳖虫 5 克　　　　露蜂房 10 克

　　　　泽漆 15 克　　　　　　泽兰 12 克　　　　泽泻 12 克

　　　　地锦草 12 克　　　　　墨旱莲 10 克　　　炙女贞子 10 克

[主治] 适用于膀胱癌术后肾虚阴伤、热毒夹湿、热痰瘀互结者。

（九）前列腺癌

前列腺癌在欧美国家是最常见的恶性肿瘤，占男性恶性肿瘤的 21%。患者常无症状，死于其他疾病，尸检时发现"潜伏癌"者，约占 60 岁以上无选择尸检的 1/3 ～ 2/3。前列腺增生手术标本中发现的前列腺癌为"偶发癌"，欧美约占 10% 以上，我国约占 5%。临床表现：早期无症状，中晚期可见排尿梗阻、尿潴留、血尿或尿失禁、疼痛、骨转移致神经压迫和病理性骨折等，早期手术切除尚可，有报道认为其自然生存期为 31 个月，有转移者 9 个月内死亡；癌肿限于包膜内者，通过有效治疗，可有 50% 患者生存达 5 年以上，有转移者仅有 5 年生存期。本病相当于中医学的"癃闭""尿血""积聚"等。

方一（北京名医刘福奇）

[组成] 巴戟天 9 克　　　穿山甲 9 克　　　大黄 6 克　　　黄柏 9 克

土茯苓 15 克　　　白花蛇舌草 30 克　　生黄芪 20 克　　党参 15 克

淫羊藿 15 克　　　肉苁蓉 9 克　　　枸杞子 15 克

[服法] 每日 1 剂，水煎服。

[功效] 益气温阳、解毒化浊。

方二（北京名医刘福奇）

[组成] 鲜牡蛎肉 250 克，猪瘦肉 100 克。

牡蛎肉洗净，猪瘦肉切片。把牡蛎、瘦肉放入小碗内，以黄酒、淀粉拌好，倒入开水锅中煮至嫩熟，以食盐调味。

[服法] 佐餐食用。

[功效] 滋阴养血。

[按语] 牡蛎又称蛎黄、蛇子肉，为牡蛎科动物近江牡蛎的肉，味道鲜美，多作汤食。近年来发现牡蛎肉中有一种糖蛋白，对多种癌细胞株有抑制作用。牡蛎肉与猪瘦肉皆为滋阴养血之品，后者兼能益气。两者味均甘、咸，甘能补益、咸可软坚。本品性平，不凉不燥，无论各种肿瘤，但见气阴虚证者可辅以汤食。

方三（北京名医刘福奇）

[组成] 升麻 0.9 克　　　赤茯苓 3 克　　　猪苓 3 克　　　泽泻 3 克

白术 3 克　　　陈皮 3 克　　　木通 3 克　　　黄芩 2.4 克

炒栀子 3 克　　　甘草 0.9 克

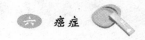

[服法] 每日 1 剂，水煎服。

[功效] 清热利湿、化浊通淋。

[主治] 前列腺癌，证属膀胱有热，小便不通者。

方四（北京名医刘福奇）

[组成] 刘寄奴 9 克　麦冬 60 克　生地黄 30 克

[服法] 每日 1 剂，水煎服。

[功效] 滋阴益肾、清热化瘀。

[主治] 前列腺癌，证属肾阴不足，瘀热不解者。

方五（北京名医刘福奇）

[组成] 海藻、夏枯草各 30 克　莪术 15 克　木通、泽泻各 6 克

　　　 皂角刺、山慈菇、川牛膝、乌肉、木香、王不留行各 10 克

　　　 琥珀粉（冲服）1.5 克

[服法] 每日 1 剂，水煎服。

[功效] 软坚散结、理气活血。

方六（北京名医刘福奇）

[组成] 夏枯草 30～60 克　　败酱草 30 克　　金钱草 30 克

　　　 王不留行 30 克　　　龙葵 30 克　　　薏苡仁根 60 克

[服法] 每日 1 剂，水煎服。

[功效] 清热解毒、软坚散结。

方七（北京名医刘福奇）

[组成] 白花蛇舌草 30～60 克　半枝莲 30 克

　　　 野葡萄根 30 克　　　　土茯苓 30 克

[服法] 每日 1 剂, 水煎服。

[功效] 清热、解毒、利湿。

方八（北京名医程士德）

[组成] 昆布 30 克　海藻 30 克　三棱 10 克　莪术 10 克

当归 15 克　丹参 30 克　郁金 10 克　猪苓 30 克

[服法] 每日 1 剂, 水煎服。

[功效] 活血化瘀、软坚散结。

方九（北京名医程士德）

[组成] 女贞子 30 克　覆盆子 30 克　知母 15 克　菟丝子 30 克

三棱 30 克　黄柏 10 克　莪术 20 克　夏枯草 30 克

穿山甲 10 克　蜂房 15 克　全蝎 4 克　生、炙黄芪各 15 克

龙葵 15 克　酒地龙 15 克

[服法] 每日 1 剂, 水煎服。

[功效] 益气养阴、破瘀散结。

方十（北京名医程士德）

[组成] 附子 9 克　　肉桂 6 克　　熟地黄 15 克　牡丹皮 10 克

山萸肉 12 克　淫羊藿 10 克　炮山甲 15 克　鸡内金 10 克

刺猬皮 10 克

[服法] 每日 1 剂, 水煎服。

[功效] 温阳补肾逐瘀。

[主治] 前列腺癌, 证属肾气亏虚型。

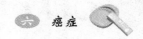

方十一（北京名医程士德）

[组成] 鸡血 1 碗　豆腐 1 块　猪瘦肉 40 克　盐、芡粉各适量

取大碗，倒入水，放 1 撮盐。杀鸡，把血倒入碗内，边接边用筷子搅至清水与血完全融合，表层起白色水泡时，静置半小时，凝冻后上笼蒸。然后用刀划成小块，豆腐也划成小块。猪肉洗净切丝，入油锅炒，然后与豆腐块、鸡血块同入锅，加清水煮，熟后加盐，勾芡调成羹。

[功效] 滋阴补阳、壮骨止痛。

[主治] 前列腺癌。

方十二（北京名医程士德）

[组成] 鸡 1 只　薏苡仁 40 克　绍酒、盐、葱花、姜丝、胡椒各适量

鸡以不老不嫩、1280 克重为宜，去毛及肠杂，洗净，将鸡肉连骨切成块放入锅内，加水适量，放入薏苡仁。先用猛火煮沸，继用慢火煮约 2 小时，以鸡肉煮烂拆骨为度。薏苡仁捞出，加入酒、盐、葱、姜、橙（挤汁）等调味即成。

[功效] 补益元气。

[主治] 晚期癌病。

方十三（北京名医程士德）

[组成] 老南瓜 1 个　糯米 1 斤　熟猪油 1 两　赤豆 1 两

莲子、薏米、糖橘饼、青梅、蜜枣、红枣、糖荸荠、白糖各适量

南瓜洗净去蒂，从开口处挖去瓜瓤，糯米清水泡 24 小时后捞出，赤豆、薏米泡 12 小时后捞出，与切成丁的各料加猪油、白糖拌匀，一起填入瓜内，盖瓜蒂上屉蒸至熟透，食用时将瓜内八宝饭拌和即可。

[功效] 此饭开胃健脾，增强机体的免疫力。

［主治］最适于癌症及化疗患者的调补。

（十）白血病

白血病是造血系统的恶性肿瘤，俗称"血癌"。白血病有急、慢性之分，急慢性比为3.8：1，在急性白血病中，急性粒细胞白血病占55.9%，急性淋巴细胞白血病占23.9%。其发病与吸烟、饮食、免疫能力、营养缺乏等因素有关。

方一（北京名医赵绍琴）

［组成］蝉蜕、青黛（冲）、片姜黄各3克　大黄2克

生地榆、赤芍、丹参、茜草、小蓟、半枝莲、白花蛇舌草各10克

［按语］本病或因遗传，或因中毒，由来已久，存于骨髓热毒，由于骨髓延及血分，故临床表现为血分热毒之象，其反复出血即是血热妄行的表现，决无气不摄血之可能。故治疗忌温补，只宜凉血解毒，可用升降散加凉血解毒药。

方二（北京名医赵绍琴）

［组成］水鱼200克　羊肉80克　草果、生姜、胡椒、盐、味精各适量

将水鱼入沸水锅内烫死，剁头、爪，揭去壳，除去内脏，洗净，羊肉洗净，待用。将水鱼及羊肉同切成方块，共同放入锅内，加草果、生姜、水适量，置猛火上烧沸，移慢火上烧至肉熟。在汤中加入盐、胡椒、味精等即成。

［主治］白血病。症见：脘腹冷痛、食少纳呆。

方三（北京名医赵绍琴）

［组成］党参、生黄芪、菟丝子各30克

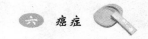

　　白术、山药、当归、山茱萸各 15 克

　　黄精、石莲子、鹿角胶（烊化）各 10 克

　　熟地黄、茯苓、枸杞、陈皮各 6 克

[服法] 每日 1 剂，水煎服。每 6 小时服 1 次，随病情好转减服药次数，检验正常后改服丸剂。

[功效] 健脾补肾。

[主治] 急性粒细胞性白血病。

方四（北京名医赵绍琴）

[组成] 干蟾皮 9～12 克　七叶一枝花、紫草各 15 克

　　半枝莲、板蓝根、土大黄、白英各 30 克　射干 9 克

[服法] 水煎取汁，每日 1 剂。分 2 次服，同时配合化疗。

[功效] 清热解毒。

[主治] 急性粒细胞性白血病。

[加减法] 气血虚衰，加黄精 30 克，黄芪、熟地黄各 15 克，党参、当归各 9 克；出血，加墨旱莲 30 克，牡丹皮 9 克，大蓟、小蓟各 15 克，犀角（吞服）3～9 克；感染发热，加蒲公英、大青叶各 30 克，紫花地丁 3 克，金银花 15 克；高热，加生石膏 30 克。

方五（北京名医赵绍琴）

[组成] 生黄芪 24 克　当归、牡丹皮、苏木肉各 6 克

　　党参、生龟甲、生鳖甲、石决明各 15 克

　　地骨皮 9 克　干地黄、阿胶（烊化）各 12 克　秋石 30 克

[服法] 每日 1 剂，水煎服。

[功效] 益气补血、通络消瘀。

[主治] 慢性髓性白血病。

[加减法]出血严重时，可酌加犀角地黄汤合童便 200 毫升兑服。

方六（北京名医赵绍琴）

[组成]白花蛇舌草 60 克　夏枯草 15 克　　生牡蛎 30 克　鳖甲 12 克
　　　　板蓝根 21 克　　　鲜半枝莲 125 克　败酱草 12 克

[服法]每日 1 剂，水煎服。

[功效]清热、解毒、散结。

[主治]慢性粒细胞性白血病。

（十一）肾癌

肾癌是指发生于肾实质细胞的恶性肿瘤，包括肾细胞癌和肾腺癌。肾癌占肾脏肿瘤的 80%。肾癌的发生与免疫力下降、肾囊肿、吸烟解热等有关。本病以中老年为多，40—70 岁发病率约占 75% 以上，男性多于女性。

临床表现如下：① 血尿：多呈无痛性、间歇性全血尿。② 疼痛：腰部或背部、肾区或上腹部呈现钝痛，腰部有叩击痛。③ 包块：腰部或上腹部触到或见到肿块。④ 全身症状：晚期肾癌可出现贫血、消瘦、发热及恶性病质等。

方一（山东名医王铁民）

[组成]猪苓 30 克　　薏苡仁 60 克　汉防己 12 克　八月札 20 克
　　　　石上柏 15 克　夏枯草 30 克　石见穿 3 克

[服法]每日 1 剂，水煎服。

[功效]清热、利尿、解毒。

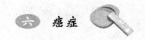

方二（山东名医王铁民）

[组成] 蛇葡萄根 30 克　黄药 9 克　半边莲、白茅根、薏苡仁各 15 克

[服法] 每日 1 剂，水煎服。

[功效] 清热解毒、利湿活血。

方三（山东名医王铁民）

[组成] 猪苓、白茅根、滑石各 15 克　白毛藤、龙葵各 20 克

蛇莓 25 克　　仙鹤草、萹蓄、薏苡仁各 18 克

甘草梢 6 克　白术 10 克

[服法] 每日 1 剂，水煎服。

[功效] 清热通淋、活血解毒。

方四（山东名医王铁民）

[组成] 鲜蘑菇、猪瘦肉各 100 克　食盐适量

先将猪瘦肉、鲜蘑菇切成片，加水适量做汤，用少许食盐调味。佐餐食用。

[功效] 滋阴润燥，健脾益气。

[按语] 蘑菇，为伞菌科蘑菇的子实体，现多由人工栽培。味甘性凉，功效补益肠胃，化痰散寒。含有多种氨基酸、维生素和矿物质等营养成分。现代药理研究表明，有增强机体免疫功能和肿瘤细胞生长的作用。猪瘦肉滋阴液，丰肌体，润肠燥。蘑菇与猪肉相配，可以滋阴润燥，健脾益胃。尤其适用于放疗、化疗后白细胞减少，食欲缺乏的肿瘤患者食用。

方五（山东名医王铁民）

[组成] 冬瓜、鸭肉各 40 克　番茄 2 个　盐、味精各适量

将冬瓜、番茄和鸭肉洗净，切块，先煮鸭肉，然后下冬瓜，再下番茄，同煮成汤，加盐、离火加味精。番茄勿多煮，盐宜少放，甚至不放。

[主治] 适用于肾癌所致水肿，输尿管瘤。

方六（山东名医王铁民）

[组成] 金银花 50 克　菊花 50 克　山楂 50 克　蜂蜜 500 克

将金银花、菊花、山楂洗净，放入锅内注入清水。用文火烧沸半小时，即可起锅，滤出煎液待用，然后，将蜂蜜倒入干净锅内，用文火加热保持微沸，炼至色微黄，黏稠成丝即成。将炼过的蜂蜜缓缓倒入熬成的汁内，搅拌均匀，待蜂蜜全部熔化后，用纱布二层过滤去渣，冷却后即成。

[功效] 清热解暑、健脾防癌。

[按语] 金银花、菊花，具有疏风散热及解毒之功。山楂，是健脾开胃、消食化滞、活血化痰的良药，所含的牡荆素等化合物有抗癌作用，常食山楂有利于防燥。山楂、金银花、菊花配合，既能健脾化滞，又能解毒。所以，对预防癌症有很好的保健功效。

方七（山东名医王铁民）

[组成] 芦笋（净）0.5 斤　水发香菇（去根）0.5 斤　黄酒 0.5 两
　　　　酱油 1 两　　　　　肉汤 0.5 斤　　　　　素油 1.5 两
　　　　淀粉、糖、麻油　青葱适量

将笋、香菇切丝，开油锅油开后倒入笋、香菇炒几下，文火焖 3 分钟，加入麻油、青葱拌匀，水淀粉勾芡即可。

[功效] 此菜能提高人体抗癌能力。

方八（山东名医王铁民）

[组成] 甲鱼 300 克　枸杞子 30 克　熟地黄 15 克

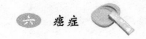

北黄芪 10 克　调料适量

甲鱼宰杀，去甲鱼壳、头、爪，洗净、切块，放砂锅内，加清水及布包诸药，武火煮沸后，转文火煲至甲鱼肉熟透，去药包，调入食盐、味精适量。

[功效] 益气养阴。

[主治] 肿瘤患者气阴不足，化、放疗后红、白细胞下降等。症见：形瘦乏力、口干、盗汗、腰膝酸软等。

方九（山东名医王铁民）

[组成] 浙贝母 20 克　丹参 15 克　　荸荠 100 克　乌鸡 1 只

　　　　　料酒 10 克　　姜、葱各 10 克　盐 4 克　　味精 3 克

将浙贝母洗净，打碎成黄豆大小；乌鸡宰杀后，去毛、内脏及爪；荸荠去皮，一切半；葱切段，姜拍松。将浙贝母放入鸡腹内，然后把鸡放在炖锅内，再加入荸荠、丹参、料酒、姜、葱和清水 3000 毫升。将炖锅置武火上烧沸，再用文火炖煮 45 分钟，加入盐、味精即成。

[功效] 通血脉、化癌肿。

[主治] 各种癌症。

七 损容性疾病

（一）荨麻疹

临床分为急性荨麻疹、慢性荨麻疹、血管性水肿和特殊类型荨麻疹。病因复杂，本症系一过性局限性风团，伴明显瘙痒。

荨麻疹初发作，皮肤有发痒的感觉时，不要乱抓，立即用棉球蘸药液涂抹患处。只要用药涂治及时、细致、周到，一般涂药后能立即止痒。如果荨麻疹发生较重，皮肤红肿成片，用药液涂治两次，就会去痒、消肿。

为预防夜间皮肤生病发痒难以入眠，睡觉之前，对易发生麻疹的皮肤处，可用药液涂抹进行预防。睡前涂抹过药液的皮肤部位，一般当夜不会再发生荨麻疹，能睡个舒服觉。如果每天对皮肤患处用药液涂治3～5次，其疗效更好。

方一（上海名医黄文东）

[组成] 生地黄 12 克　　赤小豆 12 克　　苦参 12 克

　　　　稀莶草 12 克　　牡丹皮 9 克　　黄柏 9 克

　　　　苍术 9 克　　　地肤子 9 克　　六一散 15 克

[服法] 每日 1 剂，水煎服，日服 2 次。

[功效] 凉血滋阴、清热化湿。

[主治] 适用于血中伏热，复感风热，引动伏邪，客于肌表，阻塞经络，营卫失和，邪聚肌肤，搏结不散所致荨麻疹。

方二（上海名医黄文东）

[组成] 生黄芪 15 克　白术 12 克　玉竹 12 克　连翘 12 克

　　　　防风 6 克　　生地黄 9 克　地肤子 9 克　豨莶草 9 克

　　　　金银花 9 克　红枣 5 枚

[服法] 每日 1 剂，水煎服，日服 2 次。

[功效] 益气固表、滋阴清热、佐以化湿。

[主治] 平素体虚，正气不足，腠理不密，玄府失固，易受风邪所致荨麻疹。

方三（北京名医程士德）

[组成] 米醋 0.4 千克　大蒜 6～7 头

选质量好的米醋装入玻璃瓶中，然后选用质量好的大蒜 6～7 头，剥去蒜皮，将蒜瓣捣碎，装入盛醋液的瓶内，浸泡 24 小时，即可使用。

（二）黑眼圈

黑眼圈是很多白领挥之不去的烦恼。中医认为，肝肾阴虚是导致黑眼圈的主要原因。因滋阴补肾、清降虚火是除黑眼圈最好的方法。

方一（佚名）

用艾叶水泡脚能有效地去除体内虚火。方法是：取艾叶一小把，煮水后泡脚或用纯艾叶做成的青艾条取 1/4，撕碎后放入泡脚桶里，用滚开的水冲泡一会儿，等艾叶泡开后再兑入一些温水泡脚，泡到全身微微出汗。一般连泡数次，2～3 天后即可有效。同时要多喝温开水，不吃寒凉食物，注意休息。坚持一段时间后，由体内虚火引起的黑眼圈就会明显好转。需要注意的是，用艾叶水泡脚时，必须停吃寒凉的食物。还可在用艾叶泡脚的同时喝 1 杯生姜红枣水。

想要效果更快，还可以用艾叶绒灸肝俞、膈俞、三阴交穴，这 3 个穴都是滋肝肾的穴位。每天在这 3 处按摩、艾灸各 5 分钟即可，10 天为 1 个疗程，中午 11 时艾灸效果最佳。

方二（佚名）

[组成] 苹果 2 个　生鱼 1 条　生姜 1 片　红枣 10 枚

生鱼去鳞、去鳃，用水冲洗干净，抹干鱼身，用姜加入油锅煎至鱼身微黄色，以除腥味。苹果、生姜、红枣用清水洗净。苹果去皮、去心、去蒂，切块；生姜去皮，切成片；红枣去核。用适量水，猛火煮至水开，然后加入以上材料，改用中火续煲 2 小时，加细盐调味，即可饮用。

[功效] 防黑眼圈、降高血压、安眠养神。

[按语] 经常适当用此汤佐膳，可预防黑眼圈，也可以防止出现"眼袋"，又可补益身体。如患者脾虚血气不足，表现为黑眼圈、眼肚浮肿、头晕、失眠、久泻不止、醉酒后，可以用此汤作食疗，也可以作为高血压病的辅助食疗方，但急、慢性肾炎患者不宜多饮用。苹果，有红苹果、青苹果之分，此汤宜用红苹果。

方三（佚名）

顺着眼部肌肉的走向做弧形按摩，也可用四指压眼睛穴位，如睛明、印堂、攒竹、鱼腰、承泣、太阳、丝竹空穴等，每个穴位压 5 次，然后擦上眼部的营养霜或祛斑霜之类。

（三）带状疱疹

带状疱疹俗称"缠腰龙"，是由水痘 - 带状疱疹病毒引起的一种常见皮肤病。病毒主要侵犯人体皮肤和末梢神经，在机体免疫功能障碍导致抵抗力低下时发病。例如霍奇金淋巴瘤、淋巴瘤、白血病和长期接受放射性治疗、化疗的患者发病率就明显高。另外，随着年龄的增大，人体免疫功能逐渐降低，发病率也相应增高，50岁以上人群的发病率为5%～10%。

带状疱疹发病多较急骤，发病前往往身体一侧周围神经分布区出现过敏性和疼痛、全身轻度发热、疲倦无力，数天后局部皮肤发生不规则红斑，继而出现成群水疱。开始时水疱液透明澄清，以后逐渐变得浑浊。水疱周围有红晕，有些水疱可为出血或中央有脐窝。各群水疱常沿周围神经呈带状分布，多分布于身体一侧。经治疗后，水疱逐渐干枯、结痂，痊愈后局部遗留短暂性红斑或色素沉着。好发部位为胸部、颈部、面部（三叉神经）及腰骶部神经。如无继发细菌感染，老年人全病程一般为3～4周。治愈后一般不复发，可获终身免疫。

由于病毒同时侵犯神经，所以神经痛是患者的主要痛苦。疼痛可使患者坐立不安，晚间难以入睡，有时衣服摩擦也会引起疼痛。年龄越大，疼痛越厉害。这种疼痛也可发生在皮疹出现前的4～5天，老年患者易被误诊为心绞痛、溃疡病、阑尾炎或早期青光眼等。

据有关资料统计，约10%的患者于皮疹完全退后仍遗留神经痛，并可持续3～6个月，甚至1年以上。50岁以上患者发生这种后遗症的为15%～20%，60岁以上的患者为50%。面部三叉神经部位的带状疱疹更易发生后遗神经痛。

方一（北京名医李林）

[组成] 马齿苋15克　大青叶15克　紫草15克　　败酱草15克

　　　　黄连10克　　酸枣仁10克　煅龙骨、煅牡蛎或磁石(先煎)各30克

[按语] 马齿苋、大青叶、败酱草、黄连，均为清热解毒药，其中马齿苋为主药。《本草正义》谓："马齿苋最善解痈肿热毒"，其味酸，性寒，寒能

清热解毒，酸能收敛祛湿，故根据红斑、丘疹及丘疱疹、水疱等皮损的轻重多少，调整用量，收效较好。紫草是取其清热凉血之功；煅龙骨、煅牡蛎或磁石及酸枣仁则取其重镇安神、收敛止痛之效。临证时若皮损焮红，有几片红丘疹、丘疱疹集簇者，加牡丹皮、生地黄；皮损深红，有大量丘疱疹或数群成串水疱堆累者，加马齿苋为 20 克，也可酌加金银花、连翘、泽泻；疱溃破且糜烂者，加马齿苋 30 克，也可酌加龙胆草、木通、蒲公英、地丁；若剧痛者，可单服全蝎粉，每次 2～3 克，日 1～2 次；若体质较强者，各药可适当增加用量；体质较弱、年幼及老年患者，各药用量应酌减，年老者亦可加白术、党参、黄芪等药。

方二（北京名医张湖德）

选舒适而持久的体位，取局部阿是穴，充分显露病变区域，用闪火拔罐法，在皮损两端拔罐，然后沿带状分布将火罐依次拔在疱疹集簇处周围。要求火罐拔紧，留 15 分钟。留罐期间出现水疱不必介意。每日 1 次，直至痊愈。

方三（北京名医李林）

[组成] 龙胆草 10 克　　黄芩 10 克　　　　赤芍 10 克

泽泻 10 克　　青、陈皮各 6 克　　川楝子 10 克

[服法] 水煎服，每日 2 次，早晚服。

[主治] 适于急性期带状疱疹。

（四）黄斑病

黄斑是眼睛视网膜的一个重要区域，位于眼后底部，是视力最敏锐的地方。人眼的视力检查就是检查黄斑区的视觉能力。因此，一旦黄斑区出现病变，常常会出现视力下降、眼前黑影或视物变形。

方一（国医大师唐由之）

[组成] 赤芍 15 克　　三棱 10 克　　白及 12 克　　法半夏 12 克

枸杞子 12 克　　菟丝子 12 克　　黄芪 15 克　　牛膝 12 克

熟地黄 15 克　　桑椹 15 克　　楮实子 15 克　　太子参 30 克

水牛角 12 克

[功效] 滋养肝肾、散结明目。

[主治] 黄斑病。症见：眼部症状、大便干、夜尿频多，舌红少苔，脉细数。

方二（国医大师唐由之）

[组成] 川芎 5 克　　三棱 10 克　　法半夏 12 克　　车前子 12 克

枸杞子 12 克　　菟丝子 12 克　　黄芪 15 克　　牛膝 12 克

白术 15 克　　茯苓 15 克

[功效] 补益肝肾、益气活血、健脾渗湿。

[主治] 黄斑病。症见：眼部症状、大便稀溏，舌淡红或淡白，脉细弱。

方三（国医大师唐由之）

[组成] 川芎 5 克　　三棱 10 克　　白及 12 克

法半夏 12 克　　枸杞子 12 克　　菟丝子 12 克

黄芪 15 克　　牛膝 12 克　　连翘 12 克

[功效] 补益肝肾、益气活血、清热散结。

[主治] 黄斑病。症见：视力下降、视物变形、眼前暗影，眼底检查可见黄斑部渗出、出血，视野呈中央或旁中央暗影，眼底荧光造影黄斑部出现渗漏和遮蔽荧光，舌红苔黄，脉数或弦细涩。

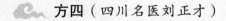
方四（四川名医刘正才）

[组成] 槐米 20 克　生三七 3 克

槐米洗净后放入茶杯中，冲入白开水闷泡 15 分钟。用第一注茶水冲服生三七粉，而后再冲开水代茶饮。

[方解] 槐米是豆科乔木槐树的花蕾，富含维生素 A 和维生素 C、槲皮素、芦丁等；三七为五加科植物，含人参皂苷、齐墩果酸、黄酮类物质，是活血化瘀、止血的佳品。本方有滋肝清肝、凉血活血、化瘀止血的功效，对老年黄斑变性（湿性）眼底出血者，有一定疗效。

（五）斑秃

所谓斑秃是指以头发突然或渐渐地成片脱落为特征的常见皮肤病，现代医学认为本病与神经系统功能紊乱和免疫反应有关。过度的脑力劳动，长期精神忧虑、焦急、悲伤、惊恐都属于神经功能紊乱范畴，所以斑秃患者常有失眠、易激动等神经兴奋症状，或嗜睡、精神萎靡不振等神经抑制症状。中医认为，本病的发生有以下因素。

一是气血双虚，发为血之余，气虚则血斑难生，毛根不得濡养，故发落成片。

二是肝肾不足，肝藏血、肾藏精，精血不足则发无生长之源。

三是血瘀毛窍，阻塞血络，新血不能养发，故发脱落。

有鉴于此，斑秃症的主要偏方、秘方如下。

方一

[组成] 墨旱莲 20 克（鲜品量加倍）

用清水将墨旱莲洗净，加热蒸 20 分钟，取出凉凉后，放入 200 毫升

75% 的酒精内浸泡（冬浸 3 日，夏秋浸 2 日），然后过滤去渣，即成咖啡色酊剂，瓶装备用。

[用法] 使用时先用棉签蘸上药液涂搽患处。待干后用七星针在脱发区连续轻轻叩打，手法宜均匀，不宜忽快忽慢，忽轻忽重，针尖宜平起平落，不能歪斜，以免划破皮肤，每次叩打至皮肤潮红为度；开始每日涂搽药液 3 次（早、中、晚），七星针叩打 2 次，不宜间断；待新生的头发日渐增加时，可改为每日搽药 2 次，叩打 1 次，直至痊愈。

方二

[组成] 生姜 6 片　生半夏（研末）15 克

先将生姜擦患部 1 分钟，稍停，再擦 1～2 分钟，然后用生半夏细末调香油涂擦之，连续应用 1 个时期，直至生发为止。

方三

[组成] 潞党参、炒白术、甘枸杞、冬虫草、熟地黄、阳起石、
　　　　净韭子各 12 克　生龟甲 30 克　菟丝子 15 克　炙鳖甲 30 克
　　　　杜仲、锁阳、淫羊藿、当归身、川续断、肉苁蓉、补骨脂、
　　　　紫河车、炙甘草各 9 克
上药各研为细末和匀炼蜜为丸。

[服法] 每服 1 丸，每日 2 次。

方四

[组成] 莲花须（阴干）30 克　　　　　　　零陵香 3 克
　　　　卷柏叶、白芷、川芎、防风各 15 克　生椒 70 粒　生麻油 250 克
前 6 味药细切。以绵裹，入生麻油，浸于新瓶中，埋入土 7 日，取出涂发。

[主治] 发落不生。

方五

[组成] 莽草、秦艽（去芯）、甘松、零陵香、沉香、羊踯躅、木香、郁
香、牛膝（去芯）各30克　天麻、独活、川椒（去芯）、白芷、
川芎、辛夷、杏仁（汤浸去皮）、川乌头、橘皮各60克
橘叶50克　醋3000毫升　生乌麻油3000毫升

上药细切，以醋3000毫升，渍1宿滤出；以生乌麻油3000毫升，于
平锅内微火煎至沸，待白芷色焦黄即成，以绵滤去滓，瓷器内盛，依涂油之
法，任意涂之。

[功效] 生发长发，发香润泽，以发生为度。

方六

[组成] 附子、蔓荆子、青葙子仁各15克　乌鸡膏适量

上药以乌鸡膏调和，捣三千杵，贮新瓷器中，封百日出；以马鬐膏和敷
头，随即包以头巾勿令见风，日三敷可生发。

[主治] 头发脱落。

方七

[组成] 莲子草汁600毫升　熊白脂600克　　猪鬐膏200克
生麻油20毫升　柏白皮（切）600克　山韭根（切）600克
瓦衣（切）600克

上七味，以铜器煎之，候膏成，去滓收贮，每欲梳头，涂膏。

[功效] 本方是经滋养保健为主体的生发方剂。

[主治] 脱发。

方八

[组成] 蔓荆子、青葙子、莲子草各25克　附子1枚　碎头发灰2撮（6克）

上五味，以酒渍内瓷器中，封闭，经二七日，药成，以乌鸡脂和涂之，先用泔洗，后敷之，数日生长一尺也。

[主治] 脱发。

方九

[组成] 零陵香、白芷、蔓荆子、生附子、藿香各30克　荆芥枝15克

上药为末，绵包扎于瓶内，用香油500毫升浸，然后用纸封口，埋地内半月，取之刷头。

[主治] 女性发不长。

方十

[组成] 乌蛇肉（酒浸、炙黄）、白附子（炮裂）、白僵蚕（微炒）、防风（去芦头）各15克　　麝香（细研）0.3克　虎胫骨（涂酥炙黄）15克　　藿香15克　　腊月鸟1只（烧为灰）

上药捣碎为末，炼容为丸，如梧桐子大，每日早餐前空腹以温酒送服20丸，夜临卧时再服1次。

[功效] 祛风毒、生毛发。

方十一

[组成] 人参12克　白术9克　茯苓9克　炙甘草4.5克　熟地黄9克

上药煎汤，每日1剂，分2次服。

[功效] 固本、养血、生发。

[主治] 发落，脐下痛者。

方十二

[组成] 生姜汁 100 毫升　生地黄汁 100 毫升　羊子肝汁 100 毫升

上药相和令匀，夜卧涂之。

[按语] 10 日发便生。

方十三

[组成] 细辛 30 克　　　防风（去芦头）30 克　　续断 30 克

　　　　川芎 30 克　　　皂荚 30 克　　　　　柏叶 60 克

　　　　辛夷 30 克　　　白芷 60 克　　　　　桑寄生 90 克

　　　　泽泻 75 克　　　零陵香 75 克　　　　蔓荆子 120 克

　　　　竹叶 25 克　　　枫叶 25 克　　　　　乌麻油 2500 毫升

上药细切，用桑根白皮 250 克，以水 2000 毫升煎煮至 500 毫升，又取韭根汁 200 毫升相合，浸药 1 宿，以绵裹入于油中，微火煎，三上三下，候白芷色黄，去渣，以瓷器盛之，用之涂摩头发，日夜三两度。

[功效] 可生发，长发。

方十四

[组成] 鸡蛋 2 只　何首乌 30 克

将鸡蛋刷洗干净，锅内放入清水，把鸡蛋连皮同何首乌共煮半小时，待煮熟后，去壳再放入锅内煮半小时即成，先吃鸡蛋再饮汤。

[功效] 滋阴养血。

[主治] 脱发过多、头发早白。

方十五

[组成] 牛膝（去苗）500 克　生干地黄 500 克

枳壳（去瓤）250 克　菟丝子 250 克　地骨皮 250 克

上药一起捣碎，罗为末，炼蜜和丸如梧桐子大；每日空腹以生姜汤下 30 丸，渐加至 50 丸；忌生葱、萝卜、大蒜等。

[按法] 补肝肾精益血之虚，补肾则发生而须长，益血则须美而发华，久服更好。

方十六

[组成] 胡麻油 650 毫升　腊月猪脂 650 毫升　乌鸡脂 65 毫升

丁香 45 克　　　甘松香 45 克　　零陵香 90 克　川芎 60 克

竹叶 60 克　　　细辛 60 克　　　川椒 30 克　　辛夷 30 克

桑寄生 30 克　　牡荆子 30 克　　防风（去芦头）90 克

杏仁（汤浸去皮尖）90 克　　　　莽草 30 克　　柏叶 90 克

上药均细切，米醋浸 1 夜，滤出，纳入油、猪脂、鸡脂中，以慢火煎，候白芷色黄膏即成，以瓷盒盛之。洗净头，涂之，日 2 次。

[功效] 生发、乌发。

方十七

[组成] 制何首乌 200 克　桑椹 200 克　　当归 50 克

枸杞子 50 克　　菟丝子 50 克　　补骨脂 50 克

黑芝麻 50 克　　牛膝 50 克　　　玄参 50 克

上药加水适量浸泡透发，再放入锅内加热煎煮，30 分钟取煎液 1 次，加水再煎，共取煎液 3 次，合并煎液煮，置锅中，以小火加热煎熬浓缩，至黏稠如膏时加蜂蜜 1 倍，调匀，加热煎沸，停火，待冷装瓶备用，每日 2 次，每次 1 汤匙，以热水冲化饮用。

[主治] 脱发。症见：须发早白及头发稀少者。

方十八

[组成] 当归（去尾）、生干地黄、肉苁蓉（酒、洗、炙）、芍药各 30 克
胡椒粉 15 克

上药为末，炼蜜做丸，如黍米大。

[服法] 每服 10 粒，煎黑豆汤送下，另磨化涂抹头上，此方内服、外用双管齐下。

[功效] 养发、生发。

[主治] 适用于发不生者。

方十九

[组成] 何首乌 30 克　　生地黄 15 克　　熟地黄 15 克　　羌活 10 克
独活 10 克　　　代赭石 30 克　　蝉蜕 10 克

[服法] 每日 1 剂，水煎服。

[功效] 滋阴、生发，适用于脱发者。

方二十

[组成] 胡麻油、何首乌各 90 克
蔓荆子、威灵仙、九节菖蒲、苦参、荆芥穗、菊花、河苑吉力、
鼠粘子（炒）各 30 克

上 10 味药洗净控干为末。

[服法] 每服 3 克，薄荷茶或酒送下，日用 5 ～ 7 次。

[功效] 生新发。

[主治] 须发脱落。

方二十一

[组成] 火麻仁 225 克　白桐叶 1 把

将火麻仁捣碎，白桐叶切碎，再以淘米水煮至大沸，去渣。

[主治] 用此汤洗头，可治疗发落不生。

方二十二

[组成] 木槿子 3 个　核桃仁 2 个　侧柏叶 30 克

共捣烂，泡在雪水内，梳头。

方二十三

[组成] 生姜皮（焙干）、人参各 30 克

上为细末，每用生姜切丝，蘸药末于发落处擦之，隔日用 1 次。

[功效] 扶正祛邪。

[主治] 风寒湿之邪伤及经络之血所致的眉发脱落，皮肤光亮之油风（斑秃）。

方二十四

[组成] 桑白皮 150 克

煎汤去渣，浓缩，装入瓶内，外涂患处，每日数次。

方二十五

[组成] 鸡内金（炒研）100 克

上药研成极细末，每服用 1.5 克。

[服法] 每日 3 次，饭前温开水送服。

方二十六

[组成] 芝花适量

于农历春 3 月间，趁芝花盛开季节，采鲜芝花若干，趁湿装入玻璃瓶内，压实封存瓶口，埋地下 30 厘米左右，泥土封牢，经过伏天后，于 9 月份将瓶子取出，瓶内药液备用。

[用法] 用药前先将头痂用水洗净，干后用纱布蘸药液抹擦患处。每日 1 次，一般超过 10 次，即可见效，治疗后 20～30 日，脱发处即可长出新发。

方二十七

[组成] 黑附子、蔓荆子、柏叶子各 15 克

将上药共研为末，用乌鸡脂调和，捣研，使均匀，在瓷盒内密封百日后，涂脱发处。

方二十八

[组成] 藤黄、骨碎补各 15 克　桐油适量

前两味药共研细末，放入桐油中浸泡一昼夜成药油，备用。

[用法] 先取鲜生姜 1 块，切片蘸药油用力擦患处，每日 3 次。

八　保健滋补名方

以下方子由北京中医药大学养生堂提供。

（一）安胎养胎名方

能否避免怀孕时胎漏、胎动不安，是优生的前提。胎漏、胎动不安均可致流产，以下安胎名方，在孕时可有选择地使用。

方一

[**组成**] 桑寄生　茶叶

[**服法**] 冲剂，每包 20 克，每次 10～20 克。

[**功效**] 利水祛湿、行血降压、养血安胎。

[**主治**] 风温骨痛，肢体麻木，胎动不安，高血压。

[**按语**] 桑寄生为祛风除湿、补肝肾、强腰膝之上品。现代药理研究发现桑寄生有利尿、降血压作用，动物实验还证实其对离体豚鼠心脏有舒张冠状血管、增加冠脉流量等药理效应，故本方也适用于冠心病的防治。由于桑寄生对中枢神经系统有镇静作用，故对某些精神分裂症患者亦有辅助治疗作用。

方二

[**组成**] 猪骨 2 斤　桑寄生、党参各 1 两　红枣 5 个

猪碎骨或猪脊骨洗净，斩件；桑寄生、党参、红枣（去核）洗净。把全部用料放入锅内，加清水适量，武火煮滚，改文火煲 3 小时，调味供用。

[功效] 补气养血、保产育胎。

[主治] 用于妊娠中期气血两虚，症见：形体消瘦、体倦乏力、腰膝酸软，或胎儿发育不良、胎动不安。

[按语] 妊娠后，血聚以养胎。如营养不良，或脾胃失养，气血不足，无以养胎，则见体倦乏力，胎儿发育迟缓，治宜补气养血、保产育胎。本汤猪骨性甘，平；功能补虚强身，是孕妈常服之补品。桑寄生补肝肾，强筋骨，为保产安胎要药，《药性论》载其"能令胎牢固，主怀妊漏血不止"。党参性味甘、温，有类似人参之功，健脾胃、补气生血，使气血旺以育胎，《本草正义》说它"力能补脾养胃，润肺生津，健运中气，本与人参不甚相远，其尤可贵者，则健脾运而不燥……"。红枣补气和营，并可调味，补血育胎，是健脾补血、保产育胎之佳品。胎热或湿热内盛者不宜用本汤。

方三

[组成] 鸡蛋2枚　艾叶10克

艾叶洗净，与鸡蛋入砂锅内，加水煮熟，捞出鸡蛋，去壳再煮。

[服法] 孕后第1个月，每日1次，连服1周；第2个月，每10天服1次；孕后第3个月每15天服1次；第4个月每月1次，直至妊娠足月。

[功效] 滋阴养血、止血保胎。

[按语] 艾叶，为菊科植物艾的叶片，又名陈艾叶、蕲艾叶，味苦、辛，性温，长于温经止血，散寒止痛。其煎剂可抑制纤溶酶活性，促进止血。鸡蛋，味甘，性平，滋阴润燥、养血安胎，且有营养强壮作用。鸡蛋与艾叶配伍，养血以固冲任（冲为血海，任主胞胎），止血而防胎滑，共奏保胎之效，有习惯性流产史的人服之效佳。艾叶用量不宜过大，每次3～10克即可，过量有恶心、呕吐的不良反应。

方四

[组成] 党参 30 克 　　炒白术 30 克 　　炒扁豆 9 克 　　山药 15 克

熟地黄 30 克 　　山茱萸 9 克 　　炒杜仲 9 克 　　续断 9 克

桑寄生 15 克 　　炒白芍 18 克 　　炙甘草 3 克 　　枸杞 9 克

[服法] 用水浓煎 2 次，分 2～3 次温服，每日 1 剂，连续服用，需超过以往流产天数半月。

[功效] 脾肾双补、止痛安胎。

[主治] 滑胎，习惯性流产。症见：腰痛、小腹坠痛，舌质淡或有齿痕、苔薄，脉沉弱无力。

[方解] 凡滑胎者，大都因脾肾双亏而致。本方以党参、白术、扁豆、山药、甘草，健脾益气，补后天；熟地黄、山茱萸、杜仲、枸杞，养血益精，补先天；续断、桑寄生，补肾安胎，治腹痛；白芍，敛阴养血、缓挛急、止腹痛。本方主药量重是其特点，如重用白术、熟地黄，乃求其力专也。

方五

[组成] 苣荬子 3 克 　鸡蛋 2 个

苣荬子捣烂，加水煮 20 分钟，取汁 1 碗，倒入打匀的蛋液中，隔水蒸至凝膏。

[服法] 每日 1～2 剂，连服 1 周。

[功效] 理血活血、安胎。

[主治] 堕胎、小产。

方六

[组成] 人参、炙黄芪、当归、续断、黄芩各 120 克

白术（土炒）、糯米各 60 克 　熟地黄、川芎、白芍各 24 克

炙甘草、砂仁各15克

[服法] 蜜丸剂，每丸重9克。口服，每次1丸，每日2次。温开水送下。

[功效] 补益气血、和胃安胎。

[主治] 气血不足胎元不固所致胎动不安、小产滑胎、先兆流产、习惯性流产等病，均可用此药治疗。

[按语] 忌气恼劳碌。

方七

[组成] 鹿肉250克　桑寄生30克　杜仲30克　红枣4枚

选鲜嫩鹿肉，割去油脂，洗净，切块；桑寄生、杜仲、枣肉，洗净。把全部用料放入锅内，加清水适量，武火煮沸后，文火煲2～3小时，调味供用。

[功效] 补肾养血、安胎止漏。

[主治] 肾虚胎动、胎漏。症见：妊娠后腰膝酸软，下阴少量出血，色淡暗，头晕耳鸣，小便频数。

[按语] 本汤是胎动、胎漏的辅助食疗汤品，其所主之症系孕后胎儿被房室所伤，肾气虚而不固所致。治宜补肾养血，安胎止漏。汤中鹿肉味甘，性温，有补肾益精，益气养血，助阳扶弱的食疗价值，李时珍说"鹿之一身皆益人""其肉、角有益无损"。桑寄生、杜仲均为安胎之品，其中桑寄生功能补血养胎、益肾固胎；杜仲，功能补益肝肾、固摄胎元。二药合用，配伍精当，一药偏于养血，一药偏于固肾，使肾气健旺，阴血充足，则胎元固而漏下止。红枣，味甘，性温，补益脾气、养血和中，兼以调味，合而为汤，共奏补肾养血，固胎止漏之效。外伤血瘀胎动、胎漏，不宜使用本汤。如阴道下血过多者，应入医院救治，非本汤所宜。

（二）养眼明目名方

谁都知道，生命是人类最宝贵的东西。因为它只有一次。那么，是否还有和生命等价的东西？那就是眼睛，正如人所常说的，要像爱护生命一样爱护眼睛。可见，保护眼睛是多么的重要。又如何保护眼睛呢？

方一

[组成] 乌鸡肝 30 克　粳米 50 克　酱油适量

鸡肝洗净，捣碎备用；粳米如常法煮粥；粥将成时加入鸡肝、酱油，拌均匀，略煮片刻即成。

[功效] 养肝明目。

[主治] 适用于肝血不足等所致视物模糊、夜不能视。

方二

[组成] 枸杞子 30 克　粳米 100 克

将枸杞子洗净，粳米淘洗干净，同放入锅内，加水适量。将锅置武火上烧沸，用文火熬煮成粥即成。

[功效] 补肾益血、养阴明目。

[主治] 肝肾不足所致腰膝痿软，头晕目眩，久视昏暗，糖尿病等症。

方三

[组成] 菟丝子 30 ～ 60 克（新鲜者可用 60 ～ 100 克）

　　　　粳米 63 克　白糖适量

先将菟丝子洗净捣碎，可用新鲜菟丝子捣烂，加水煎汁，去渣后，入米煮粥，粥将成时，加入白糖，稍煮即可。

[服法] 以 7 ～ 10 天为 1 个疗程，分早晚 2 次服食。每隔 3 ～ 5 天再服，需坚持长期食用。

[功效] 补益肾精、养肝明目。

[主治] 肝肾不足型。症见：腰膝酸痛、阳痿早泄、小便频数、尿有余沥、头晕眼花、视物不清、耳鸣耳聋。

方四

[组成] 荠菜 50 克　粳米 50 克

取新鲜荠菜，洗净切碎，备用；粳米如常法煮粥，临熟时加入荠菜煮数沸即成；荠菜质软而烂，不宜久熟。

[功效] 清肝明目。

[主治] 肝经郁热所致的目痛、目赤、目生翳膜等症。

方五

[组成] 莲子 25 克　粳米 50 克

莲子去皮、去心研成粉，与粳米煮粥。

[服法] 每日 2 次。

[功效] 聪耳明目、补中强志。

[按语] 耳聋目暗，是脾肾两虚，阴液不能上荣的集中表现。防治之法，以平补脾肾为宜。取"脾之果"——莲子，补益中焦，使脾气旺盛，津液相承，则九窍通利，莲子又可交心肾，固精气，补虚损，利耳目，乃固肾之品，与补中益气的粳米配伍，相辅相成，脾肾双补。莲子粉粥古代医学文献记载很多，宋代医学家苏颂的《图经本草》记录："莲子捣碎和米作粥饭食，轻身益气，令人强健"。清代王士雄《随息居饮食谱》也认为"莲实同米煮为粥饭，健脾益肾，颇著奇功"。《寿亲养老新书》言其功效"益耳目聪明，补中强志"。长服此方防治耳目之疾，对全身状况的改善也有益处。

方六

[组成] 鸡肝 150 克　　　茉莉花 30 朵　枸杞子 10 克

银耳（干）5 克　各种调料适量

茉莉花洗净后用清水浸泡，鸡肝切成薄片，加盐少许，用姜汁、湿团粉拌匀，银耳发好后去根，撕成小块，枸杞子洗净，锅中加清汤适量，加入料酒、盐、姜汁、鸡肝、银耳，烧开后，撇去浮沫，待鸡肝变色刚熟时，将茉莉花及浸泡液一同倒入锅中，即刻入碗中，饮用即可。

[功效] 补肝益肾、明目清头。

[主治] 肝肾不足所致视力减退、头晕眼花等症。

（三）养颜护肤名方

尽管美的方面很多，除心灵美外，颜面美也是重要的。不管是靓女，还是美男，无不具有一张漂亮的脸。

面容，是生命的"图谱"，是与生俱来的"证件"。凭着这一张"证件"，便能识别张三李四。颜面保健，又可称美容保健，古人谓之"驻颜"。面容美是指面色红润，洁白细腻，无明显皱纹和雀斑、皮肤病等。中国传统美容保健有广义和狭义之分，广义是指养护颜面、须发、五官、皮肤、机体等，提高其生理功能；狭义是指用传统方法护养容颜。颜面保健实质上是抗衰老，永葆"青春容颜"，使人洋溢健美的活力与魅力。

方一

[组成] 干海参 60 克　　火腿 50 克　　水发玉兰片 100 克

熟猪肉 150 克　菜头 300 克　豌豆尖 10 根　味精 1.5 克

精盐 3 克　　湿淀粉 5 克　熟猪油 30 克　鲜汤 400 毫升

姜片 10 克　　　葱节 2 根

干海参用开水浸泡 12 小时，再换开水回软后，剖开腹部，取出肠子洗净泥沙，入开水锅中微火煮 30 ～ 40 分钟，再泡 10 小时，换水烧开后，继续发胀洗净，切成上厚下薄的片。水发玉兰片切成薄片，火腿切成小片，熟猪肉切条片，菜头切成条块。净锅置中旺火上，下油烧至五成熟，加姜、葱炒香，掺鲜汤、菜头、猪肉、玉兰片、绍酒烧至菜熟时，加海参、火腿烧透，下豌豆尖、精盐、味精、湿淀粉收汁盛盘。

[功效] 滋阴养血、益气润肤。

[主治] 气血不足或久病所致虚弱、神经衰弱等。

[按语] 海参，味甘、咸，性温。有补肾壮阳、益气滋阴、通肠润炽、止血消炎之功。《增补食物秘书》云："润五脏，补益人。"猪肉滋阴润炽，益皮肤。玉兰片清热。

方二

[组成] 猪脊骨、莲藕各 0.5 斤　生地黄 2 两　红枣 10 个

生地黄、莲藕、红枣（去核）洗净；猪脊骨洗净，斩件。把水煮滚，放入全部用料，武火煮滚后，改文火煲 3 小时，调味供用。

[功效] 养血和血、润色美肤。

[主治] 血虚血燥型。症见：面色无华或面色暗淡，时有牙龈出血、鼻衄，或病后、产后贫血，面色苍白等。

方三

[组成] 牛髓 500 克　炼过白蜜 500 克

上二味。合在一处，瓷罐收贮。另用炒熟麦面，每面 3 匙，用髓、蜜 2 匙拌匀，滚水或酒送服。

[主治] 润泽肌肤、活血荣筋、补虚损。

[按语] 中医认为，肌肤为脾肺所主，血筋为心肝所司。白蜜入脾肺，牛髓入脾肾，熟麦面入心经，均有一定滋阴补益扶衰作用。同时，滋肾水也可养肝木。五脏功能得到调整，肌肤自然润泽，筋血自然荣活，身体自能强健，衰老得以延缓。

方四

[组成] 红枣（去核）500克　　胡桃肉、黑芝麻（炒熟）、桂圆肉各150克　　阿胶、冰糖各250克　　黄酒500克

先将红枣、胡桃肉、桂圆肉、黑芝麻研成细末；阿胶浸于黄酒中10天，然后与酒一起置于陶瓷容器中隔水蒸，使阿胶完全溶化，至冰糖溶化，即成护肤美容珍品"胡桃阿胶膏"，制成后用干净容器装好封严。每日清晨取1～2匙，用开水冲服。

[功效] 补肾养血、润肤美容。

[按语] 中医认为，红枣、胡桃、桂圆肉、阿胶、黑芝麻均是健身美颜的良药。如《食疗本草》认为服胡桃可使肌肤细腻光泽。华东地区一些女青年平时经常服用这种"胡桃阿胶膏"，皮肤便变得细腻光滑，白里透红，面色更加俏丽。

方五

[组成] 桃仁（汤浸，去皮尖，不拘多少）　　蜂蜜（少许）

将桃仁浸泡，去皮去尖后，研成泥，加少许蜂蜜，用温水化开。涂于面部。

[方解] 本方所用桃仁，具有较强的活血化瘀作用，金代著名医学家李东垣认为桃仁能除"皮肤凝聚之血"，治疗"皮肤血热燥痒"。蜂蜜更有补五脏虚损，润燥解毒的功效，现代研究证明蜂蜜富含多种人体所需酸碱电解质及微量元素，单用此一味药，就有明显的美容作用，二药配伍，自能增强除皱润肤的作用。

方六

[组成] 鲜黄精 6000 克　生地黄 2500 克　蜂蜜 3000 克

将黄精、生地黄捣碎，取汁，再与蜂蜜混合搅匀，大火烧开，再小火慢慢煎熬至黏稠状时，停火，待凉时，揉成核桃大小的药丸。

[服法] 每次 1 丸，用温酒服，每天 3 次。

[功效] 益肾健脾、颐养天年。

[按语] 经常服用可以青春永驻或返老还童。黄精是一味益寿驻颜的常用药，配有滋阴补肾功效的生地黄，能润肤美容的蜂蜜，可起到悦颜的作用。中医认为，"丸药以舒缓为治""丸者，缓也"。丸药服后在人身胃肠道内崩解缓慢，可逐渐释放药性，作用持久。而美容不是一朝一夕所能得到的，需要长期调养方可见效。因此，用丸药来美容是十分适宜，且携带服用均方便。

方七

[组成] 生半夏、米醋不拘多少

半夏焙干，研为细末，米醋调匀，贮瓶备用。使用时，用其涂敷面部，从早至晚频涂，3 日后，用皂角水洗下。

[功效] 散结行瘀、祛风白面、细面嫩容。

[按语]《名医别录》载，半夏"悦泽面目"；元代《珍珠囊》认为外用半夏可消肿散结。外用半夏美容，主要取其开泄结滞的作用，生半夏常配用于面药中，用以治疗面疮及面部色素沉着。米醋散瘀解毒，不仅可协助半夏悦白面容，还能将面部较粗糙的角质层腐蚀掉，起到使面部皮肤细嫩的作用。

方八

[组成] 猪脂 60 克　白蜜 60 克　白酒 700 毫升

将猪脂、白蜜置入净瓷器内，再将白酒全部倒入。将瓷器置文火上煮熬百沸后取下，待温后用细纱布过滤一遍，收贮瓶中。

[服法] 每日早、午、晚各 1 次，每次空腹温饮 10 ～ 15 毫升。

[方解] 猪脂，解风热润肺，可滋润肌肤；白蜜，能润肺止咳、益气补中。《医宗必读》谓白蜜"安五脏而补诸虚，润大肠而悦颜色"。三者合用，可滋润肌肤、润肺止咳，常饮此酒，可使颜面如玉，肌肤柔润，延年益寿，重现青春。

方九

[组成] 白术 200 克　白酒 700 毫升　水 600 毫升

将白术弄碎，置砂锅中，加水，煮取 300 毫升。然后把药汁置净器中，加入白酒搅匀，加盖密封，置阴凉处，七日后开封，滤净药渣，贮入瓶中。

[服法] 每日随意取饮，勿过量致醉。

[按语] 白术为传统延缓衰老药物，《药性论》称其"主面光悦，驻颜去黯。"现代研究表明，白术含苍术醇、苍术酮、苍术内酯、白术内酯 A 及白术内酯 B、维生素 A，以及丰富的微量元素铜、锌、锰等。研究表明白术能够增强免疫功能、调节物质代谢，保护肝脏、抑制肿瘤生长，调整胃肠道功能等。这些作用均有助于延缓衰老，养生美容。

方十

[组成] 大粒西米 100 克　椰汁、鲜牛奶各 250 毫升　清水 1000 毫升
　　　　白糖 450 克　　　姜（拍裂）1 件

烧滚清水，放入姜汁、西米，用慢火加热，滚至西米透明，加入椰汁、

白糖。待白糖溶解后，弃掉姜件，加入鲜牛奶，煲至牛奶微滚，把椰汁珍珠奶露倾入汤锅便成。

[按语] 西米，即西谷米，系用木薯、小麦、玉米等淀粉加工而成的圆珠形粉粒，煮熟后晶莹透明，口感光滑圆润，软糯柔韧。加上椰汁、牛奶、白糖同烩，成品飘溢着阵阵椰香与奶香，有润肺美容的功效。

方十一

[组成] 兔肉 500 克　大葱 10 克　生姜 10 克　酱油适量
　　　　黄酒适量　　白糖适量

兔肉洗净，切成小方块，投入锅中，加水适量，大火烧开，除去浮沫，加入葱、姜、黄酒、白糖、酱油烧至肉熟烂起锅。

[功效] 补中益气、润肤美容。

[按语] 兔肉，味甘，性凉，功效补中益气。近年来，兔肉在市场上很畅销，兔肉有高蛋白、低脂肪的特点，所含蛋白质 21.5%，超过牛、羊、鸡肉，脂肪含量仅为 3.8%，较其他畜肉、禽肉低得多。兔肉含磷脂多，胆固醇少，含有多种人体必需的微量元素。所以经常食用，既能增强体质，又不会令人发胖，并可使皮肤红润白嫩，故兔肉又有"美容肉"之称。兔肉也是老年人、高血压、糖尿病、肥胖者的理想肉食品。

方十二

[组成] 椰子 1 个

将椰子剥去外皮，去壳，取白色肉瓤，切成小块食之，每次数块。

[按语] 椰子肉，异名椰子瓤，为棕榈科植物椰子的胚乳，色白，嚼之似肉质。其味甘，性平，"益气，去风，食之不饥，令人面泽"（《本草纲目》）。椰子果肉含油量为 60% ～ 65%，油内大部分脂肪酸为饱和脂肪酸，仅有很少的油酸与亚油酸。这与一般植物油有很大不同。饱和脂肪酸尽管有一

些弊端，但也是人体所需要的营养成分，为维持良好的健康水平，营养学家建议饱和脂肪酸、单不饱和脂肪酸和多不饱和脂肪酸最好各占1/3，即保持1：1：1的比例较为适宜。此外，椰子肉尚含有一些蛋白质、蔗糖、葡萄糖，对皮肤的健美也有益处。老年人、高血脂、肥胖者慎用。

方十三

[组成]大猪蹄1个　松子仁30克　核桃仁30克

猪蹄去净毛，入锅煮至半熟，去骨取皮，皮内装上核桃仁、松子仁及零星碎肉皮筋，卷好，外用线扎紧，再煮至烂熟时取出，待冷切片，装入盘中。

[服法]佐餐食用。

[功效]滋阴润肤。

[按语]据古书记载，本方中3味原料皆有滑润肌肤的作用。猪蹄，养阴血，"滋胃液以滑皮肤"（《随息居饮食谱》）；核桃仁，补肝肾，悦肌肤，"常服骨肉细腻光润"（《食疗本草》）；松子仁，润肺养阴，"润皮肤，肥五脏"（《日华子本草》），三物合用共奏滋养润肤之功。

方十四

[组成]核桃肉适量　蜂蜜1000克

核桃肉捣烂，调入蜂蜜和匀，每服一匙，温开水送下，每日2次。

[功效]补肾纳气。

[主治]肾气虚所致的面容不泽者。

方十五

[组成]核桃仁30克　鱼肚（花胶）100克　桂圆肉10克　鸡肉250克

将核桃仁放入沸水中焯一下，去皮；将鱼肚用油发好，即在温油锅中炸至断面呈海绵状，切长块；鸡肉洗净，切块。将上述 3 物加适量姜丝、葱丝、黄酒，加入上汤武火煮沸，文火炖 30 分钟左右调味即成。

［功效］本药膳健脾温肾之余，还能补血养颜安神。

方十六

［组成］猪皮（去毛）1000 克　黄酒 250 毫升　红糖 250 克　田七 200 克

将猪皮切片，加水适量，炖至稠黏状，加黄酒、田七末、蜂蜜炼膏，冷藏备用。

［功效］凉血止血、兼以化瘀。

方十七

［组成］当归（全用、酒洗）150 克　南川芎 50 克　　白芍（煨）100 克
　　　　生地黄（酒洗）200 克　　　人参（去芦）50 克
　　　　白术（去芦、炒）150 克　　白茯苓（去皮）100 克
　　　　甘草（炙）75 克　　　　　　五加皮（酒洗、晒干）400 克
　　　　小肥红枣（去核）200 克　　核桃肉 200 克　　煮糯米酒适量

［功效］和气血、养脏腑、调脾胃、强精神、悦颜色、助劳倦、补诸虚。

（四）美发乌发名方

发为人一身之冠，直接与人的容貌有关，是人健康的重要标志，尤其对于女性来说，一头柔韧飘逸而又富有光泽的头发，会使形体更加妩媚，容颜更加亮丽。

乌发，即人们常说的白发防治手段，这里所说的白发不包括老年性自然衰老后所致的白发，而指因遗传因素或某些疾病所致的早年性白发症。现代医学认为，白发症主要是毛发黑色素形成减少，由黑素细胞形成黑色素的功

能减弱，酪氨酸酶的活动减低所致。凡情绪过度紧张、用脑过度、忧虑、惊恐、神经外伤等都可能造成白发。此外，慢性消耗性疾病时也可能出现白发。

中医认为，下列因素与白发有关。一是精虚血弱：肾精不足，不能化生阴血，阴血亏虚，导致毛发失其濡养，故而花白。二是血热偏盛：情绪激动，致使水不涵木，肝旺血燥，血热偏盛，毛根失养，故发早白。三是肝郁脾湿：肝气郁滞、损及心脾，脾伤运化失职，气血生化无源，故而白发。

方一

[组成] 黑芝麻适量

将上品炒至有香味为度，晾凉后碎成细末，拌少量白糖以调味。

[服法] 每日早、晚各服 1 次，每次服 20 克，可连续服用。

[功效] 补肝肾、固五脏。

[主治] 妇女毛发纵裂症。

方二

[组成] 天麻 60 克　木香 15 克　玄参 15 克　　　地榆 15 克

　　　乌头 15 克　附子（炮裂，去皮、脐）15 克　血竭 3 克

　　　白蜂蜜 200 毫升　　　河水 200 毫升

上药为末，用白蜂蜜、河水一起熬沸去沫，蜜熟和丸如小豆大，每服 20 丸，空心木香酒下。

[功效] 润颜色、乌鬓发。

[主治] 内有寒邪、郁结化热而致的鬓发黄白。

方三

[组成] 胡麻仁（炒，研）、杏仁（去皮、尖，炒，研）各 150 克

　　　黑豆黄 100 克　桂皮粗皮 50 克

生地黄（捣烂取汁）1000 毫升

先将地黄汁入银锅中，煎 3 两沸，次入杏仁膏，余药并捣筛为末，投入同煎令稠，丸如梧桐子大，每服 10 丸，早食后温酒下，临卧再服。

[主治] 适用于肝肾阴虚、血热而致白发者。

方四

[组成] 枸杞子 250 克　白酒 500 毫升

将枸杞子洗净，放入白酒中浸泡，15 天后取出，放入盆内研碎；将酒和枸杞子浆汁倒入白布袋中，滤取汁液，将汁液放入砂锅煎熬，先用武火烧开，后移至文火上煎熬。浓缩到膏状时停火，稍凉盛入瓷器内封贮备用。

[服法] 食用时，早晚各服 1 汤匙，用温酒冲服。

[功效] 凉血滋阴、可乌鬓发。

方五

[组成] 地骨皮 300 克　　熟地黄 300 克　诃子皮 30 克

　　　　白芷 30 克　　　桂心 30 克　　　杏仁（去皮、尖）30 克

　　　　川椒 60 克　　　旋覆花 30 克

上药各于木臼内捣细为末，炼蜜为丸如梧桐子大，每服 50 丸，空心酒下；食忌葱蒜。

[功效] 可使鬓发黄白变黑。

方六

[组成] 地骨皮 150 克　　生地黄 150 克　　牛膝（去苗）90 克

　　　　覆盆子 90 克　　黄芪 90 克　　　五味子 90 克

　　　　桃仁（去皮尖，另研如膏）120 克

　　　　菟丝子（酒浸 3 日，曝干，另杵为末）120 克

蒺藜子（微炒，去刺）120 克

以上药捣罗为末，下桃仁，搅使相入，炼蜜和，更捣一、二千杵，丸如梧桐子大。

[服法] 每日空腹，以温酒下 40 丸，粥饮下、浆水下亦可。服药十日，即急拔去白者，20 日即黑者却生，神妙不可言。不得食蒜、牛肉、生葱。

[功效] 益气血、补肝肾，可使筋骨强健，须发黑润。

方七

[组成] 桑椹

多收晒干，捣末，蜜和为丸，每日服 60 丸。

[功效] 本方使白发变黑，宜久服之。

方八

[组成] 黑豆（拣去扁、破）10 000 克　乌骨老母鸡 1 只　何首乌 120 克
陈米 120 克　　墨旱莲 120 克　　桑椹 90 克　　　生地黄 120 克
归身 120 克　　补骨脂 60 克

将乌骨老母鸡煮汤 2 大碗，无灰老酒 2 大碗。何首乌，鲜者，用竹刀削碎，陈者，用木槌打碎；陈米、墨旱莲、桑椹、生地黄、归身、补骨脂；俱为咀，拌豆。

酒汤不水，砂锅大作一料，砂锅小作 2 料，以文火煮豆，以干为度，去药存豆，取出晾去热气，以瓷罐盛之，空心用淡盐汤食一小盒，因其曾用鸡汤煮过，早晚宜慎于盖藏，以防蜈蚣也，食完再制，但从此永不可食萝卜，用至半载，须发从内黑出，瞳明如少，极妙。

[功效] 补养阴血、滋填肾精，可使精盛血旺。

[主治] 适用于须发变白，视物不清者。

方九

[组成] 何首乌（打碎，面裹蒸一炷香时，去面皮）500 克

白茯苓（去皮）250 克　　　　当归 250 克

苍术（米泔浸，去皮）500 克　　熟地黄 250 克

生地黄（黄酒洗）250 克　　　　麦冬（去心）250 克

天冬（去心）250 克　　　　　　墨旱莲 250 克

金墨（烧去烟）15 克　　　　　　没药 15 克　乳香 15 克

上药为细末，黄酒糊面为丸如绿豆大。

[服法] 每服 50 丸，青盐汤送下，二、三十日见效。百日后改朝暮各 1 服。

[主治] 适用于须发早白或老年须发变白。

方十

[组成] 人参、生干地黄（酒洗）、熟地黄、麦冬、白茯苓、茴香各 100 克

何首乌（九蒸晒）200 克

上药为末，蜜丸如梧桐子大，每五七十丸，空心酒下，忌食 3 日及犯房事。

[功效] 补肝肾、益气血，不寒不热，为亮容颜、黑须发之圣药。

方十一

[组成] 黑铅 0.6 克（其硫黄 0.045 克，炒为黑末）

五倍子 3 克（用好酒炒为黑末）

铜末 1.5 克（米醋炒 7 次，成黑末）

白矾 4.5 克　铜青 0.5 克　硇砂 0.3 克　诃子 1.5 克

上药共为细末，用醋石榴皮煮成水，调成膏，用以搽抹头发须，注意切

勿误入口中。

[功效]本膏黑稠如漆，酸涩附毛，能乌鬓美发。

方十二

[组成]小油　木香花　金银花　梅花　白玫瑰花　紫玫瑰花

　　　蔷薇花　玉簪花

上药随时采摘拣净，入油内，3日一换，每种花浸半月，极香挖出，将油于瓷器内盛依时熬，熬时先将蜡化入，约量软硬，临时加减，涂发。

[主治]本方用于头发不润枯槁者。

方十三

[组成]生麻油150毫升　　　　　　生铁（捣碎）900克

　　　干桑椹、酸石榴皮、诃黎皮、墨旱莲、藁本、零陵香、白蔹、

　　　硝石、地骨皮、没药子各30克　细辛、白芷各15克

上药细切，加入生铁，以棉布包裹放入油中，浸49天后，药成；常用梳头，经常大效。

[功效]令发黑光润泽。

方十四

[组成]羊粪（烧半生）、瓦松（半烧灰曝干）各75克

　　　铁粉、槐胶各60克　胡桃仁300克

前3味细筛为散，后2味捣为小团，纳入小口瓶中令实，少取槐子捣烂做一厚饼，上做孔数个，盖瓶口；再另取一瓶（须能容纳前药瓶之口），空瓶子底朝上，口朝下与药瓶相合，即以马粪烧一宿，候冷开口，其向下瓶子内有清油，取此油调3味药末，每日涂头。

[主治]适用于头发不固者。

方十五

[组成] 茯苓、猪苓、泽泻、白术、桂心各等份

共为细末，用之掺发。

[主治] 本方用于头发干燥成结者。

方十六

[组成] 杏仁、乌麻子各适量

上二味共捣以水煎，滤取汁。

[功效] 用之沐发，可治头发不润。

方十七

[组成] 桑根白皮 75 克　柏叶 75 克

上药各切细，用水先浸后煎。

[主治] 治血脉虚极发鬓不得润泽者。

方十八

[组成] 黄花、杏仁、当归、白芍、白芷、甘草、藿香、白檀、零陵香、
　　　　附子、白及、白蔹各 30 克　脑麝 1.5 克

上诸药以清香油 1500 毫升，浸 5～7 日，银石器熬成黄色，用棉布滤过，
入黄蜡 120 克，再熬成膏，后入脑麝，不住手搅冷。

[功效] 润泽头发。

方十九

[组成] 蜜柚花

渍油涂发。

［**功效**］本方使发滋润光泽。

方二十

［**组成**］小麦麸 80 克　半夏（汤洗 7 次，去骨，切）30 克

　　　　沉香末 15 克

上药用水两碗，入生姜 30 克，和皮细切，同煎 2～3 沸，生绢滤去滓，取清汁入龙麝少许，搅匀洗发。

［**主治**］本方治鬓发干湿，令发润泽柔顺易长。

方二十一

［**组成**］桂松、百药煎、五倍子、川芎、薄荷、香白芷、草乌头、藿香、

　　　　茅香各 30 克

共为细末，掺发揉搓，再以木梳梳头，治头发不润。

方二十二

［**组成**］苍术 20 克　墨旱莲 30 克　何首乌 15 克

　　　　芝麻 20 克　胡桃仁 15 克

［**服法**］每日 1 剂，水煎服，连服 20 剂。

［**功效**］补肾荣发。

［**主治**］头发干枯不泽且稀少而白者。

方二十三

［**组成**］鸡苏

煮汁或灰淋汁（即先将鸡苏烧灰存性，再用棉布包灰于清水中，反复揉搓，让药物溶于水中），取汁洗头。

［**功效**］本方具有香发作用。

方二十四

[组成] 零陵香 30 克　麻油 1500 毫升

以存入油内，蒸半日，取油抹发。

[功效] 可香发。

方二十五

[组成] 木犀花（清晨摘半开者，拣去茎蒂）、香油各适量

上 2 味拌匀，纳瓷罐中，用油纸密封，于锅内蒸 2 小时左右，安放在干燥之处，10 日后倒出。

[功效] 取之抹发可令发香。

方二十六

[组成] 乌喙、莽草、细辛、续断、石楠草、辛夷、皂荚、泽泻、白术、防风、白芷各 60 克

柏叶、竹叶（切）各 75 克　猪脂 2500 毫升　生麻油 3500 毫升

上 15 味，以米醋浸渍 1 宿，再脂煎，待白芷色黄膏成，滤去滓，使用前净头发，再以本膏涂之。

[功效] 祛风除湿、芳香化浊、养阴润燥、解毒通络。

[主治] 适用于头风痒、白屑风。

方二十七

[组成] 火麻仁 25 克　秦椒 250 克　皂荚末 50 克

将秦椒去目，3 药捣碎，用水浸泡 1 宿，去渣后洗头。

[主治] 本方专治头痒，搔之白屑纷纷。

方二十八

[组成] 侧柏叶 3 片　胡桃 7 个　梨 1 个　诃子 5 个

上药共捣烂，以井水浸片时；用此水洗头。

[主治] 因风热引起的头痒白屑。

方二十九

[组成] 蔓荆子、附子、细辛、续断、零陵香、皂荚、泽兰、防风、杏

　　　　仁、藿香、白芷各 60 克　枫叶、石楠叶各 90 克　莽草 30 克

　　　　马颈部脂肪、猪脂肪、松香、熊脂各 150 克

上 18 味，除 3 种脂肪和松香外，都是打成粗末，用米醋浸泡 1 宿，次日早晨捞起沥半干，与 3 种脂肪和松香合并，以小火煎煮，三上三下，待白芷颜色发黄，离火过滤，其膏即成，平时常用涂发。

[功效] 消除头痒白屑。

[主治] 适用于风燥所致头皮燥痒、掺落白屑者。

方三十

[组成] 米泔 1 盆

淘米时取第 2 次淘米水，用以沐发，然后用温水清洗 1 遍。

[功效] 清热凉血、除污去垢、清洁头发。

[主治] 风热头屑及油性头发。

方三十一

[组成] 百部煎适量

研为末，临睡前摄末，干搽发上，夜间用头布包裹，清晨起床后梳去。

[功效] 清热燥湿、杀虫止痒、除垢腻洁发。

[主治] 因头疮分泌物增多，脓水黏结头发，不堪梳理者，并对头疮致皮肤增厚变硬者，有奇妙的柔皮作用。

方三十二

[组成] 当归、荆芥、黑牵牛、白芷、威灵仙、侧柏叶、附子各等份

上药研末，隔夜用药搽发中，次晨梳理之。

[功效] 去风屑、除垢腻，具有良好的洁发作用。

方三十三

[组成] 香白芷、王不留行各 60 克

共为细末，每用干掺头发内，微用力擦去垢腻，用篦子刮去药末。

[功效] 洁发去垢腻。

方三十四

[组成] 蚕沙

烧灰取汁，温热，晚洗头。

[功效] 祛风除湿、兼活血行瘀，可祛头风、止痒，令白屑不生。

方三十五

[组成] 新生乌鸡子 3 枚

以 2500 毫升沸水，扬之使其变温，打鸡子入内，搅匀，分 3 次洗头。

[功效] 滋阴润燥。

[主治] 头风搔之白屑。

方三十六

[组成] 苍耳子、王不留行各 30 克　苦参 15 克　明矾 9 克

上药煎水沐发，每日 1 剂，煎洗 2 次，隔 3 天洗 1 日。

[功效] 收敛、止痒、涂屑。

[主治] 脂溢性皮炎。

方三十七

[组成] 女贞子 500 克　巨胜子 250 克

[服法] 水煎；每次服 20 毫升，每日 2 ～ 3 次，温开水送下。

[主治] 本方是治阴虚血燥所致白发的良方。

方三十八

[组成] 大蒜 2 瓣　姜 1 块

将上药捣成泥状，擦头皮，再用水冲洗，可喷些香水，减少大蒜味，连续擦 3 ～ 4 个即可生效。

方三十九

[组成] 桑白皮 90 克

将桑白皮铡细，煮 5 ～ 6 沸后，去渣，凝拌鬓发，自不坠落。

[按语] 本方为头发保健之剂，易得而用，老少皆宜。

方四十

[组成] 女贞子 520 克　墨旱莲 300 克　桑椹子 300 克

先将女贞子阴干，再用酒浸泡一日，蒸透晒干；墨旱莲阴干，桑椹子阴干，将上 3 味药碾成细末，炼蜜成丸，每丸重 10 克，每日早晚各服 1 丸，淡盐开水送服。

方四十一

[组成] 黑芝麻粉、何首乌粉各 150 克

上药加糖适量，煮成浆状，开水冲服，每晚 1 碗。

[按语] 使用本方半年后可使白发转灰，灰发转黑。

方四十二

[组成] 乱发（用自己的）30 克　椒 50 粒

将自己的乱发洗净，入椒，泥封固，入炉火中煅如黑漆，细研成末，用白酒送服 3 克左右。

方四十三

[组成] 熟干地黄 2000 克　杏仁 500 克（汤浸南通市皮尖，双仁研如膏）
　　　　诃子皮 250 克

上药捣研为末，入杏仁和匀，炼蜜和调，用杵捣 200 ～ 300 下，做成梧桐子大小的丸。

[服法] 每服用温水送下 30 粒，饭前服，渐加到 40 粒为度，忌生葱、萝卜、大蒜。

方四十四

[组成] 生柏叶（切碎）1000 克　猪膏 500 克

捣柏叶为末，以猪膏和为 20 丸，用布裹 1 丸用泔汁，化破沐之。每日 1 次，1 周后渐黑光润。

方四十五

[组成] 白醋适量

拔去白发，隔白醋点孔中，即生黑发。

方四十六

[组成] 猪肝 250 克　黄豆 50 克　何首乌 15 克

　　　黄柏、姜、精盐、白糖、味精各适量

将何首乌加水煮沸 20 分钟，逼出汁水，再用菜油少量烧熟，下黄豆煸炒出香味，倒入何首乌汁，煮沸后下猪肝，并用文火焖煮到豆酥烂，调味，起锅即可食用。

[功效] 乌发、润发。

方四十七

[组成] 黄鳝 500 克　何首乌、西洋参各 9 克　黄精 6 克　生姜 25 克

　　　大葱段 25 克　米酒、精盐、花生油各少许

先将何首乌、黄精用 5 碗水熬制成 2 碗，均需 50 分钟，滗出汁水待用，花生油少量烧熟后放入姜片、大葱，再放入切成段的黄鳝、精盐，淋入少许米酒煸炒，然后将香的黄鳝段倒入中药汁中，炖 30 分钟即可。

[功效] 功能补脾益气、补肾行血，有养发、荣发之效。

方四十八

[组成] 黑豆 30 克　雪梨 1～2 个

将梨切开，加适量水与黑豆一起放锅内旺火煮开后，改微火炖至烂熟，吃梨喝汤，每日 2 次，连用 15～30 日。

[功效] 滋补肺，对肺肾亏损有补益作用，为乌发、生发佳品。

方四十九

[组成] 核桃 12 个　枸杞子 60 克　黑豆 240 克　何首乌 60 克

熟地黄 50 克　山茱萸 50 克

先将核桃打烂、去外壳，肉上外衣不去，然后炒香切碎，将枸杞子、何首乌、熟地黄、山茱萸 4 味药加水放砂锅内同煮，取浓汁，去药渣，再将核桃、黑豆一起放入药汁中再煎，直到核桃肉稀烂，取出黑豆，将煮制成的黑豆在童便中浸泡 1～2 天，取出晾干，每次食 6～9 克，每日 2 次。

[功效] 补肝肾、养血荣发。

[主治] 少白头。

方五十

[组成] 黑豆 30 克　芝麻 30 克　枸杞子 12 克　白糖 20 克

水煮半小时后连汤带药食之，每日 1 剂，连服 2 个月。

[功效] 滋养生发并且乌发。

方五十一

[组成] 何首乌 30 克　熟地黄 15 克

[服法] 水煎代茶饮。

[功效] 滋阴乌发。

[主治] 白发。

方五十二

[组成] 黑芝麻、黄豆、花生、核桃各等份

将 4 种原料分别炒香熟，研粉后混匀备用；每日睡前用牛奶、豆浆或开水冲服 1 汤匙。

[主治] 白发。

方五十三

[组成] 桂圆肉 50 克　黑木耳 3 克　冰糖适量

煨汤食用。

[功效] 防治少白头。

方五十四

[组成] 米醋 500 毫升　黑大豆 250 克

大豆用醋煮，去豆，再煎如糊状，涂发。

[主治] 本方治女性白发，尤其良好。

方五十五

[组成] 巨胜子、菊花、茯苓各 1000 克

上药研末，以蜂蜜为丸如绿豆大。

[服法] 吞服，每日 3 次，3 个月为 1 个疗程。

[主治] 适用于白发且高血压者。

方五十六

[组成] 牛膝 2000 克

牛膝每次煎水 20 克，每日 2 次。

[主治] 尤适用于青少年头发早白。

方五十七

[组成] 枸杞子 200 克　茅香 100 克　干柿 5 枚

上药干柿同茅香煮熟，枸杞子焙干，共研末，水酒为丸，如梧桐子大，

每次服 50 丸。

［**服法**］每日 3 次，茅香汤送服。

方五十八

［**组成**］生、熟地黄各 2500 克

将两地黄研细，以蜜为丸，如绿豆大。

［**服法**］每服 10 克，每日 3 次，白酒送下。

［**主治**］本方药专力强，可用于各个年龄组及不同性别的白发。

方五十九

［**组成**］木瓜 500 克

将木瓜用麻油浸 1 个月，取油梳头。

［**功效**］本方久用可令枯槁头发，慢慢转为润泽而乌亮。

方六十

［**组成**］胡桃皮（或青胡桃）、蝌蚪各 100 克

将药共捣为泥，人乳汁 3 盏于玻璃器皿中调匀。每取适量涂染须发，并配合胡桃油梳发。

［**功效**］本方久用可令须发由白变乌。

（五）强心益心名方

心为"君主之官""五脏六腑之大主也"。中医历来都把心脏看作是人体的"中心器官"。心脏的功能为主血脉、主神志两个方面。心脏健康与否，直接影响到人体的健康与寿命。在当代，心脏病虽然可以得到许多有效治疗，但是仍是人类死亡的主要原因之一。可见，心脏保健至关重要。

方一

[组成] 莲子 15～25 克　糯米 1 两

将莲子煮熟后，切开，去壳，晒干，磨粉备用。每次取莲子粉 15 克，同糯米煮粥。

[服法] 早、晚餐食用。

[功效] 养心、益肾、补脾、抗衰老。

[主治] 年老体虚。症见：失眠多梦，慢性腹泻，夜间多尿。

方二

[组成] 酸枣仁 60 克　大米 400 克

将酸枣仁炒熟，放入砂锅内，加水适量煎熬，取其药液备用。将大米淘洗干净，放入砂锅内，再把药液倒入煎煮，待米熟烂时即成。

[服法] 服用时，每次食粥 1 小碗，每日 3 次。

[功效] 养阴、补心、安神。

[主治] 心脾两虚所致心烦不眠等症。

方三

[组成] 鸦胆子仁 10 粒

研粉，以龙眼（又名桂圆）肉包裹吞服，每日 3 次。

[功效] 杀菌止痢、解毒凉血、补脾宁心。

[方解] 鸦胆子，味苦，性寒，入大肠、肝、胆经，功能杀虫止痢、解毒疗疣，用于急性阿米巴痢疾；龙眼肉，味甘，性平，有滋润之功，能补脾气而养心血，对血虚心悸有安定作用。龙眼肉在此方中有矫味缓和药性之作用。

[按语] 此方宜饭后服，不宜久服。

方四

[组成] 茯苓30克　面粉1000克　鲜猪肉500克

　　　　生姜、胡椒、料酒、食盐、酱油、大葱、骨头汤各适量

将茯苓放入锅内，每次加水约250毫升，每次煮提1小时（以沸开始计时），3次药汁合并滤净待用。将面粉加入，温热茯苓水500毫升，使成发酵面团。将猪肉剁茸，放入盆内，加酱油搅拌均匀，再加调料，搅拌成馅。按常规制成包子，上笼用武火蒸15分钟即成。

[功效] 利水除湿、养心安神、健脾胃。

[主治] 脾胃虚弱所致小便不利，痰饮咳逆，心悸失眠等症。

[按语] 本方主用茯苓1味，用利水渗湿，益脾和胃，宁心安神。

方五

[组成] 莲子、茯苓、麦冬各等份　白糖适量　桂花适量

先将干莲子肉、茯苓、麦冬共研成细面，加入白糖、桂花拌匀，用水和面蒸糕。晨起作早餐食用，每次50～100克。

[功效] 宁心健脾、益气生阴。

[主治] 心脾两虚。症见：早泄、精薄而少、形体消瘦、面色不华、气短体倦、纳呆便溏、心悸怔忡、多梦健忘，舌淡，脉细弱。

[按语] 脾虚则气血生化无源，心虚则神明失养，心不摄肾，精关不固，故早泄、多梦、健忘心悸；脾失健运则纳呆便溏，治宜宁心健脾。方中莲子，味甘、涩，性平，补脾养心，且能固摄精气；茯苓，味甘、淡，益脾而宁心；麦冬，味甘，性寒，清心而益津强阴。心脾气阴不足之人，宜多食之。凡心阴不足，脾气虚弱而引起的心悸、怔忡、食少、早泄等症，均可辅食此糕。

方六

[组成] 菟丝子 150 克　白茯苓 90 克　石莲肉 60 克

上药共为末，酒糊丸如梧桐子大，每服 30 余丸，空腹盐汤下。

[按语] 方中菟丝子，温肾助阳；莲肉，养心，兼可交通心肾；茯苓，健脾而引湿从下出。三药合用心安肾固，清浊不干，诸证可平。心肾乃水火之脏，心摇于上，则精动于下，精离本位，发为白浊，病因心肾之虚而起，亦必由补肾养心而安。

方七

[组成] 玄参 15 克　红枣 20 颗

首先将红枣洗净去核，然后与玄参一起入锅内，加入 8 杯水文火煮成 2 杯。离火后搁置 30 分钟后饮用。

[功效] 强心降压。

[主治] 适用于冠心病引起的失眠症，可助血液循环。

[按语] 玄参为玄参科的宿根草，功能消除炎症及解热，亦能治口舌干燥、止口渴，并且有强心作用，更能扩张血管而降低血压，对于治疗扁桃体炎、口内炎、结膜炎及血栓性静脉炎很有效。红枣具有缓和、强壮、利尿、镇咳之效能，可用于不眠、烦躁等。红枣、玄参共煮成茶，最能治高血压引起的不眠症，有安抚精神之效，更促进血液循环，帮助安眠，而血压也会因此而降低。多饮几次对不眠症有不药而愈之功。

方八

[组成] 玉竹 30 克　枸杞子 15 克　桂圆 10 克　净鹌鹑 2 只　调料适量

鹌鹑切块，与洗净的另 3 味同放砂锅内，加水煮至肉熟，调味。每日 1 次，吃鹌鹑肉和桂圆，饮汤。

[功效] 强心益智、滋补肝肾。

[主治] 肝肾不足型。症见：头晕眼花、心悸、健忘、失眠等。

[按语] 速用效佳。

方九

[组成] 桂圆 60 克　鸡蛋 1 个　红糖适量

将桂圆去壳，加温开水，放适量红糖，然后打 1 个鸡蛋放在桂圆上面，在锅内蒸 10 ～ 20 分钟，以鸡蛋煮熟为佳。食蛋饮汤。

[功效] 补心安神、益脾长智。

[主治] 适用于脑力衰退、反应迟钝、心悸失眠、记忆力减退等症。

方十

[组成] 湘莲 20 克　　　百合 15 克　　　扁豆 10 克　　　核桃仁 5 克

鲜慈菇 15 克　　玫瑰 3 克　　　蜜枣 10 克　　　蜜樱桃 10 克

瓜片 10 克　　　肥儿粉 50 克　　面粉 80 克　　　白糖 100 克

化猪油 125 克

鲜慈菇去皮，切成小片，湘莲去皮心，扁豆去壳，加百合，装碗入蒸笼蒸熟，取出。核桃仁泡发后去皮炸酥，剁碎。蜜樱桃对剖，瓜片、蜜枣切成碎丁。将上述食物混合成配料。再用炒锅将猪油 50 克烧至五成热，先将面粉炒散，加肥儿粉炒匀，加入开水适量，继续将水、面、油炒至合为一体，立即放入白糖炒匀，起锅前放入玫瑰和熟猪油，炒匀即成。随意食之。

[功效] 健脾开胃、养心、安神益智。

[主治] 脾胃虚弱所致的精神不振等症。

[按语] 莲子，可养心、补脾、益肾。百合，养阴清热、清心安神。核桃，可通经脉、润血脉，滋补肝、肾，强筋健骨。鲜慈菇，健脾益气。扁豆，健脾和中、升清降浊。樱桃，益气、祛风湿。蜜枣，滋养血脉、强健脾胃、通九窍、助十二经。

方十一

[组成] 红花 5 克　檀香 5 克　绿茶 1 克　赤砂糖 25 克

[服法] 代茶饮

[方解] 红花，活血祛瘀，檀香，专攻理气止痛，绿茶，可消食化痰。赤砂糖配伍诸药，则有活血的功效。该茶剂味甘，性温，具有较好的活血化瘀、止痛作用，可缓解冠心病患者心胸窒闷、隐痛等症状。

方十二

[组成] 猪心 1 个　　　枸杞叶 500 克　枸杞子 5 克　　蒜蓉 3 克

姜片 3 克　　　葱条 10 克　　　味精 3 克　　　白糖 0.5 克

姜汁酒 2 毫升　绍酒 5 毫升　　胡椒粉 0.2 克　麻油 1 毫升

淀粉 10 克　　　食用油 50 毫升

把枸杞子洗净，放在碗里，加入 2 汤匙开水炖 15 分钟。摘出枸杞叶洗干净。将猪心切成薄片状，加入葱条、姜汁酒、精盐腌制 15 分钟，取出葱条。取出炖好的枸杞子，余下的水加入精盐、味精、白糖、胡椒粉、麻油和淀粉，和匀成芡。烧热炒锅，下油，下枸杞叶猛火煸炒至五成熟，取起。原锅下油，下蒜蓉、姜片爆香，下猪心片爆炒，烹酒，炒至八成熟，下枸杞叶和枸杞子再翻炒至熟，调入碗芡炒匀即可上盘。

（六）补脾养胃名方

中医认为，脾为后天之本，气血生化之源，脾气健运，机体的消化吸收功能健全，就能为气、血、津液的化生提供足够的养料。当全身脏腑组织、四肢百骸、肌肉皮毛得到充分的营养后，人体就能维持正常的生理活动和生长发育，显得精力充沛，皮肤红润光泽；若脾失健运，机体的消化吸收功能正常，生血物质缺乏，则不仅可引发皮肤及面、唇、爪甲淡白无华，而且可严重影响身体的生长发育。

方一

[组成] 大枣 10～15 个　粳米 100 克　红糖适量

取大枣洗净，同粳米一起放入砂锅内，加水适量，煮粥，熟后加红糖适量，搅匀即成。可供作点心或早晚餐服食。痰湿较重的肥胖者需少食。

[功效] 补气血，健脾胃。

方二

[组成] 莲子去心 30 克　粳米 100 克

莲子研如泥与粳米煮粥，空腹食之。

[按语] 莲子肉为滋脾阴主药之一。《饮膳正要·卷二》引《日华子》云："莲子并石莲去心，久食令人心喜，益气止渴。"《食疗本草·卷上》云其"主治五脏不足，伤中气绝，利益十二经脉，廿五络血气"。莲子味甘平，入脾，补脾益阴，与粳米煮粥，甘淡濡润，滋脾养阴。

方三

[组成] 白扁豆 20 克　粳米 50 克

将干的白扁豆用温水浸泡一夜，取出，与粳米同煮为粥，以白糖调味。

[服法] 每日 2 次，早晚服食。

[功效] 健脾和胃、清暑化湿。

[按语] 扁豆为豆科植物扁豆的嫩荚壳及种子，种子有白、黑、红褐色数种。白色者为白扁豆，可食可药，每 100 克白扁豆含蛋白质 22.7 克，脂肪 1.8 克，碳水化合物 57 克，钙 46 毫克，磷 52 毫克，铁 1 毫克，锌 2.44 毫克，泛酸 1.23 毫克。

《药品化义》谓扁豆"味甘平而不甜，气清香而不窜，性温和而色微黄，与脾性最合……为和中益气佳品"。白扁豆又善清暑化湿，但白扁豆味轻气薄，单用恐力弱，故将健脾益胃，补中益气的粳米，与之相配，两相合用，共起健脾和胃，清暑化湿之效。适用于脾胃虚弱，暑湿内蕴所致的不思饮食，反胃呕吐，或泻下不止，食积痞块者食用。

方四

[组成] 郁李仁 15 克　白米 50 克

将郁李仁捣烂，置水中搅匀，滤去渣取其汁，亦可将郁李仁加 500 毫升水煎煮取汁，以药汁同淘洗净的白米煮粥。每日早晚餐温热服食。阴虚液亏及孕妇慎服。

[功效] 润燥滑肠、行气消胀、益气健脾。

[主治] 适用于小儿水气腹、肚胀痛、面目浮肿、小便不利，老人便秘，脚气病等。

方五

[组成] 粳米 50 克

粳米淘洗干净，如常法煮粥。

[服法] 每日 2 次。

[功效] 补脾胃、长肌肉、肥白人。

[按语] 粳米为禾本科植物粳稻的种仁，俗称大米，善补脾胃，滋养后天，前人颇多赞誉。《本草经疏》赞粳米为"五谷之长，人相须赖以为命者也"。清代著名医学家王士雄谓："粳米甘平，宜煮粥食。粥饭为世间第一补人之物。……故贫人患虚证，以浓米饮代参汤，每收奇效。米油……大能补液填精，有裨羸老"。米油，为米煮粥时，粥面上浮起的浓稠液体，亦称粥油。

方六

[组成] 甘薯干 20 克　粳米 50 克

甘薯干洗净，切碎与米同煮为粥。或用鲜甘薯 50～100 克，切块，与米煮粥。

[服法] 每日 2 次。

[功效] 健脾养胃，补中益气。

[按语] 甘薯为薯科植物甘薯的块茎，有番薯、山芋、地瓜之称，内心红者为红薯，内心白者称白薯。甘薯含蛋白质、脂肪、碳水化合物、膳食纤维、胡萝卜素等营养物质。一般来讲，红薯中胡萝卜素要多于白薯。甘薯因含碳水化合物较多，可代粮充饥，我国南方某些地区常以它为主食。不论红色、白色，甘薯性味皆甘平，均有补益脾胃的作用，又得粳米相助，"味美益人，惟性大补"，老幼妇孺皆可食之。

方七

[组成] 大麦 100 克　草果 6 克　羊肉 50 克　黄酒、食盐各适量

羊肉洗净，剁成肉末，备用；大麦煮汤，临熟时，加入羊肉末、草果、黄酒及食盐，搅拌均匀，文火继续煮至熟烂，遂停火。

[服法] 佐餐食用。

[功效] 温中、养胃、肥健。

[主治] 适用于脾胃虚弱所致的食少消渴、体弱消瘦者。

[按语] 大麦，别名乌麦，倮麦，为禾本科植物大麦的果实。"味甘咸，性凉，其补虚劳、实五脏，厚胃肠之功不亚于粳米。久食令人肥白，滑肌肤"（《本草纲目》）。羊肉甘温，益气补虚，温中暖下，是补阳佳品。草果辛温，化积消食，增香调味。方中以大麦为主料，以羊肉、草果为辅佐，羊肉、草果温热之性，又可防大麦寒凉遏制脾阳。3 物配伍，共奏温中、养胃、

肥健之功。

方八

[组成] 米粉、面粉各 250 克

入铁锅文火炒熟，冷却备用。

[服法] 用时加白糖适量，开水冲糊，每日任意服食。

[功效]《本草纲目》言："此面性平，食之不渴"。米粉甘平，补中益气，和胃养阴。此方原出《外台秘要》，可治疗热病烦躁、泄泻等症。无禁忌，儿童最宜。

方九

[组成] 紫苏子 50 克　火麻仁 50 克　粳米 250 克

将紫苏子和火麻仁反复淘洗，除去泥沙，再烘干水气，打成极细的末，倒入约 200 毫升的温水，用力搅拌均匀，然后静置待粗粒下沉时，滗出上层药汁待用。粳米淘洗干净后下入锅内，掺入药汁（如汁不够可再加清水），置中火上煮熬成粥。分 2 次服用。

[主治] 适用于津亏便秘、产后便秘及习惯性便秘。

[按语] 本方火麻仁、紫苏子同用，能润肠通便、下气宽肠。与米煮粥，药性平和，食之易化，且能益胃气、养胃阴。老年津亏便秘或大便不爽，确有较好疗效。

方十

[组成] 柿饼 3 枚　粳米 100 克

将柿饼切成 1 厘米见方的块，粳米淘洗干净，同置砂锅内，加水适量。将砂锅置武火上烧沸，用文火熬煮至熟即成。

[功效] 健脾、润肺、涩肠、止血。

[**主治**] 各种出血。症见：吐血，干咳带血，久痢便血，小便血淋，痔漏下血等。

方十一

[**组成**] 生黄芪 60 克　粳米 60 克　红糖少许

将黄芪切成薄片，放入砂锅内，加水适量，煎熬取汁。粳米淘洗干净，连同黄芪汁一起放入砂锅内，加水适量，置武火上烧沸，再用文火熬煮成粥放入少许红糖即成。

[**功效**] 补益元气、健脾养胃、利水消肿。

[**主治**] 适用于劳倦内伤，慢性腹泻，体虚自汗，老年浮肿，慢性肝炎，肾炎，疮疡久溃不收口等症。

方十二

[**组成**] 狗肉 1000 克　糯米 1000 克　酒曲适量

狗肉洗净，煮烂，捣如泥；糯米煮成干米饭，与狗肉泥拌匀，待冷，加酒曲适量，发酵成酒酿。

[**服法**] 每日晨起空腹饮 20～30 毫升。

[**功效**] 大补元气、温肾助阳、健脾养胃。

[**按语**] 狗肉为犬科动物狗的肉，又称犬肉，它除有蛋白质成分外，还含有嘌呤类、肌肽及钾、钠、氯等化合物。狗肉，味咸，性温，主补肾气，壮阳道，强腰膝，暖下元，健脾胃，下元虚弱者食之最宜。其与糯米加酒曲酿酒，既助元阳之气，又培补中焦之气。故元阳虚弱所致的阳痿、早泄、滑精可酌情选用。阳盛、火旺、热病者不宜使用。

方十三

[**组成**] 牛肉 1000 克　黄酒 250 毫升　食盐适量

牛肉洗净，切成小块，放入锅中，加水适量，大火煮开，去除血污和浮沫，用小火煎煮半小时，调入黄酒和食盐，煮至肉烂汁稠时即可停火。待冷装盘，佐餐食用。

[功效] 补脾胃、益气血、肥健人。

[主治] 营养不良性消瘦。

[按语] 牛肉富含蛋白质，每 100 克牛肉蛋白质含量为 20 克，所含人体必需氨基酸较多，营养价值很高。经常食用牛肉，并供给足够的热能，有助于消瘦的改善。简而言之，消瘦的原因不外先天禀赋不足，或后天失养，尤以后者居多。脾胃失养气血不足，则身体消瘦。营养不良引起的消瘦，最常见的类型是蛋白质、热能缺乏症，表现为体重严重减轻，皮下脂肪消失，全身肌肉严重损耗，形同骷髅，多见于婴幼儿，或大病后极度羸瘦者。

方十四

[组成] 芡实 150 克　鸡内金 30 克　面粉、白砂糖各适量

芡实、鸡内金研细，过筛备用。鸡内金放入盆中，加沸水浸烫后，再加芡实、白砂糖、面粉，合面作极薄小饼，烙成焦黄色进食。

[功效] 补脾固肾、运脾消食。

[主治] 脾虚所致食积、消化不良，肾虚所致遗尿、遗精，孕妇食之可强身健体。

[按语] 本品出自《医学衷中参西录》，原方用于"老人气虚，不能行痰，致痰气郁结，胸部满闷，胁下作疼。凡气虚痰盛之人，服之皆效，兼治疝气"。为治疗脾虚食积和肾虚遗尿、遗精方。脾虚运化无力，饮食停滞不消，则见食积、消化不良；肾虚固摄无力，则见遗尿、遗精，治宜补脾固肾，运脾消食。方中以芡实、鸡内金为主药，芡实补脾固肾，鸡内金运脾消食，固精止遗。两者合用，补脾消食、固肾止遗之力增强。以面粉、白糖为辅佐，面粉与芡实配合，一者补心，一者补肾，使心肾相济，水火调和。白砂糖补

脾益胃以助芡实、鸡内金之力。诸料合用，共成补脾固肾、运脾消食之方。本品补中有消，对老人或小儿体虚食积尤为适宜。《医学衷中参西录》还以本品去芡实，用于"小儿疳积瘰胀，大人癥瘕积聚"。

方十五

[**组成**] 薏苡米 50 克　白糖适量

将薏苡米洗净，置于砂锅内，加水适量。将砂锅置武火上烧沸，再用文火煨熬，待薏苡米熬烂后，加入白糖即成。

[**功效**] 健脾除湿。

[**主治**] 脾胃虚弱所致风湿性关节炎，水肿，扁平疣（瘊子）等。

方十六

[**组成**] 藿香 15 克　粳米 50 克

藿香若用鲜者，宜用 30 克，先煎取藿香汁；若湿重，可加入苍术 10 克同煎，取药汁。将粳米煮粥，待粥成时，加入药汁，再煮沸即可。一般供夏季暑湿气候，午餐或晚餐食。舌苔光剥不厚腻者忌服。

[**功效**] 芳香化湿、开胃止呕。

[**主治**] 湿邪外侵肌肤、内困脾胃所出现的头重身痛、昏闷不适、胸脘痞胀、呕吐泄泻、食欲不振、精神困乏等症。

方十七

[**组成**] 红橘 500 克　白糖 500 克

将橘子洗净，放在盆内，加入白糖，腌渍 1～2 日，待橘子内浸入糖后，以文火熬至外溢的橘糖汁浓稠时，停火。将橘子用锅铲压成饼状，再拌入适量白糖，放于盘中，通风阴干，装入瓷罐内备用。每次服食半个至一个，连服 3 天。痰火咳嗽者忌服。

［**功效**］祛痰化湿。

［**主治**］适用于脾虚所致痰湿咳嗽、痰多稀白、食少腹胀者。

方十八

［**组成**］党参、白术各9克　干姜5克　炙甘草3克

［**服法**］每日1剂，水煎服，分2次服。

［**功效**］温中驱寒、健脾暖胃。

［**主治**］适用于脾胃虚寒所致的食欲缺乏。

［**按语**］党参，味甘，性温，健脾益气；干姜，味辛，性温，散寒逐湿；白术，燥湿补脾；炙甘草，温补中气、调和诸药。全方功能温运脾胃、调理中焦。

方十九

［**组成**］山楂50克　茯苓、萆薢、车前草各15克
　　　　　槟榔、地龙、海藻各10克

［**功效**］健脾助运、清热利湿。

［**主治**］乳糜尿。症见：小便如米泔、晨起为甚，进食肉脂或劳累后则结冻成块，脘腹胀满、纳呆、面色萎黄，舌淡、苔白，脉濡数。

方二十

［**组成**］柏子仁（研）、冬瓜子（炒）、冬葵子（炒）、白茯苓（去黑皮）
　　　　　各150克

捣研为散，每服8克，以温酒调服，食后、日午、临卧各1服。

［**主治**］面皯疮。

［**方解**］柏子仁，味甘，性平，养心安神，润肠通便。冬瓜子，味甘，性凉，润肺、化痰、利水。《日华子本草》曰其能"去皮肤风剥黑皯，润肌肤。"冬葵子，味甘，性寒，利水、滑肠。白茯苓，味甘、淡，性平，渗湿利

水、益脾和胃。诸药相配有清热利水、醒脾滑肠之功效，宜用于肺胃积热，久蕴不解而生粉刺者。

方二十一

[组成] 麦冬9克　党参9克　甘草3克　粳米15克

半夏9克　大枣5枚

[服法] 每日1剂，水煎服，每剂煎服2次。

[功效] 滋养脾阴、清热养胃。

[主治] 脾阴枯涸，阴亏内热所致的食欲缺乏。

[方解] 方中麦冬、粳米，滋养脾胃之阴液；党参，益气生津；甘草，和中，调和诸药；大枣，健脾和营，半夏，和胃降逆。合用味辛性温而宣透，使诸阴药不滋腻。

[加减法] 津伤较重、咽干舌燥，去半夏、党参，加沙参、天花粉、知母、玉竹各9克；大便干结难下，加玄参、生地黄各9克，火麻仁、郁李仁各6克，润便利肠。

方二十二

[组成] 秫米150克

将秫米（高粱米）淘洗干净，放入砂锅内，加水适量，盖上盖，置武火上焖煮30～40分钟即成。又可将秫米放入盆内，加水适量，上笼蒸30～40分钟，即成。

[功效] 调中畅胃气。

[主治] 适用于肉食成积，肺结核，胃不适，孕妇带下等症。

[按语] 秫米为禾本科植物蜀黍的种仁。味甘，性微寒，具有强筋骨、疗漆疮的功效，含P-羟基扁桃腈-葡萄糖苷，水解产生P-羟基苯甲醛、HCN和葡萄糖。

方二十三

[组成] 鲜茉莉花 250 克　水适量

茉莉花置蒸馏瓶中，加水适量，依法蒸馏，取得蒸馏液 1000 毫升为止。冷饮或温饮，每次 30 ～ 50 毫升，每日 2 次。

[功效] 健脾行气。

[主治] 适用于食欲不振，口臭、口黏，胸腹胀闷等症。

[按语] 本方出自《本草纲目拾遗》，有宽胸理气之功效，为除气郁不畅所选用。茉莉花，辛甘温，具有理气、开郁、辟秽、和中之功效。《本草纲目拾遗》记载："茉莉花露能解胸中一切陈腐之气"。本品可单独使用，也可兑配其他同类性质饮料，少量亦可作调香剂使用。

（七）补肾强肾名方

中医认为，人体生长发育、衰老与肾气关系密切，可以说衰老与否，衰老速度，寿命长短，主要取决于肾气的强弱。肾气旺盛，人就不易衰老，衰老速度也缓慢，寿命也长；反之，肾气衰，衰老就提前，衰老的速度也快，寿命也短。正如我国著名医学家叶天士所说："男子向老，下元先亏"，这里的下元，即指先天元气，而元气藏于肾，元气亏，即肾气虚，故人体变老。

方一

[组成] 金樱子 10 ～ 15 克　粳米或糯米 50 ～ 100 克

先煎金樱子，取浓汁，同粳米或糯米煮粥食。日分 2 次温服，2 ～ 3 日为 1 个疗程。

[功效] 补肾固摄。

[主治] 膏淋日久，症见：头晕乏力、形体渐渐消瘦、腰膝酸软，舌质

淡、苔腻，脉细弱无力。

[按语] 膏淋日久不愈致肾虚固摄无权，脂液下注，肾虚不能充养脑则头昏耳鸣，乏力，肾精不足不能濡养则腰膝酸软，阴虚日久，濡养不足致舌质红、脉细弱，阳虚则舌质淡。治宜温肾固摄。方中以功可益精强肾之糯米以补肾之虚损，同时兼有补脾和胃之功；金樱子固摄收敛、固精缩尿，用于肾虚不固所致诸症。

方二

[组成] 麻雀 1 只   粟米 50 克   葱白适量   白酒适量

将麻雀去毛取肉，切碎，炒熟，放适量白酒煮少时，再加水，下米煮粥，粥将成时，入葱白再煮 1～2 沸即可，每日 2 次。

[功效] 壮阳益精、补肾疗痿。

[按语] 经常食用本品可增强体质，提高性功能。对男性阳痿、早泄、不育，女子阴冷、不孕皆有调养之用。阴虚内热者忌食。

方三

[组成] 狗肉 1 斤   肉桂、桂皮、生姜各少许   糯米适量（约 8 两）

先将狗肉 1 斤，切成小块，放入少许肉桂、桂皮、生姜，同糯米煮粥，肉桂、桂皮去渣。可供早晚餐，温热服食。尤以冬季为宜。

[功效] 温补脾肾，祛寒助阳，轻身益气。

[主治] 阳气不足，症见：畏寒肢冷、年老体衰、腰膝软弱。

[按语] 寒冬季节，老少皆宜食之，亦能滋养强壮。

方四

[组成] 羊骨 1 副   生姜 30 克   陈皮 6 克   良姜 6 克

粳米 100 克   草果 2 个   食盐适量

羊骨捶碎,以水熬煮,放入诸佐料,小火熬取汤汁,以此汁煮米做粥食之或不加米作羹汤亦可。

[服法] 经常食用。

[功效] 补肾、强腰、健骨。

[按语] 原方用于"虚劳,腰膝无力"症。中医认为,肾主骨,腰为肾之府,肾虚则见腰酸,骨软无力,行走艰难。治宜补肾强腰健骨。本方中以羊骨入肾补骨为君,辅以粳米、陈皮、良姜、草果、生姜,温中健脾,使气血生化充足,滋养脏腑,肢体百骸,全方具有补肾强腰之功,肾虚骨弱之人宜经常食用。

现代营养学认为,长期缺钙及维生素 D,会引起一系列疾病。动物骨头中含有大量的钙质,在煎煮过程中浸入汤中,因而多喝骨头汤或骨头粥对人体大有裨益。与此同时多晒太阳或口服维生素 D 剂,有助于钙的吸收。

方五

[组成] 制何首乌 30～60 克　粳米 100 克　大枣 3 枚　冰糖适量

取制何首乌,入砂锅煎取浓汁,去渣,再与粳米、大枣、冰糖同煮为粥。

[功效] 补益精血、固肾乌须、抗衰老。

[主治] 精血不足,肝肾亏虚。症见:头晕耳鸣、须发早白、贫血、神经衰弱、大便燥结,阳痿,老年性高血脂、高血压、动脉硬化等。

[按语] 大便溏薄者忌服,服粥期间忌葱、蒜、萝卜、猪肉、羊肉。

方六

[组成] 枸杞子 30 克　粳米 100 克

加水,两者一起慢火煮粥。

[功效] 补肾养阴、滋肝明目、益精气、抗衰老。

[主治] 肝肾不足。症见:腰膝酸软、头目眩晕、视物昏花,以及性功

能减退，老年糖尿病等。

[按语] 脾胃虚弱，经常泄泻者忌服。

方七

[组成] 薯蓣粉 100 克

薯蓣粉和清水调入锅内，旺火加热，并不断以筷子搅拌，至两三沸即成。若小儿食用，亦可少调以白糖进食。

[功效] 健脾止泻、补肾固精。

[主治] 脾虚久泻、肾虚遗精，以及虚损羸弱。

[按语] 本品出自《调疾饮食辩》《医学衷中参西录》，原方用于"益气健脾，固精滑，止久泻""阴虚劳热，或喘或咳，或大便滑泻，小便不利，一切羸弱虚损之证。"为补益温肠固精常用方。脾胃虚弱，运化无权，则见久泻，肾虚封藏失，则见遗精，治宜健脾止泻，补肾固精。

方八

[组成] 山药（蒸熟，去皮）500 克　　　芡实 250 克

　　　　　韭子末 60～90 克　　　　　粳米 500 克

山药、芡实煮熟去壳，捣为末，入粳米慢火煮成粥，空腹食之。或入韭子末 60～90 克更好。

[功效] 此粥善补虚劳、益气强志、壮元阳、止泄精。

[按语] 此食疗方药仅四味，但功效显著。山药，味甘，性平，可健脾补肺、补脾止泻。粳米为常用食品，《本草经疏》云："粳米即人所常食米，为五谷之长，人相赖以为命者也。其味甘而淡，性平而无毒，虽专主脾胃，而五脏生气，血脉精髓，因之而强健。"韭子为常食蔬菜之子，能补肝肾、暖腰膝、壮阳固精。芡实，补脾止泻、益胃固精、祛湿止带。四药合用，有补虚、壮阳、涩精功效。

方九

[组成] 黄精 15 克　粳米 50 克　红糖适量

黄精煎取汁液，入粳米煮粥。或黄精洗净，用水泡软，切成细丁，与粳米同煮为粥，粥成时调入红糖。

[服法] 每日 2 次。

[功效] 润肺滋肾、延年长生。

[按语] 黄精为百合科植物黄精的根茎，主要成分有蒽醌类化合物、洋地黄糖苷、氨基酸、烟酸、锌、铜、铁等。黄精，味甘，性平，宽中益气、补肾填精、滋阴润肺，自古作不以健身之品，主张长年服食。据《博物志》记载"太阳之草名曰黄精，饵而食，可以长生"。唐代大诗人杜甫曾作诗赞道"扫除白发黄精在，君看他年冰雪容"。

方十

[组成] 黑芝麻 25 克　粳米 50 克

先将黑芝麻放入锅内干炒，煸出香味，取出。粳米如常法煮粥，临熟时加入黑芝麻，煮至米烂即可停火。

[服法] 每日 2 次。

[功效] 滋补肝肾、润燥滑肠。

[按语] 黑芝麻含有优质蛋白质脂肪油，维生素 E、维生素 B_1、维生素 B_2，以及钙、磷、铁等营养物质。其中的脂肪油，大多为不饱和脂肪酸，是构成脑细胞的重要物质。黑芝麻，质润，功能补益肝肾、滋养精血、填补脑髓、延年益寿。经常食用，可延缓大脑功能衰退，改善记忆。

方十一

[组成] 麻雀 5 只　粟米 100 克　葱白、生姜、素油、食盐、黄酒各适量

麻雀去毛及内脏，冲洗干净，切块备用。素油倒入炒锅，烧热，放入雀肉、黄酒、食盐、葱白、生姜，炒熟，加入清水和淘洗干净粟米，煮至粥成。

[按语] 用于"老人脏腑虚损羸瘦，阳气乏弱""老人羸瘦，阳气乏弱，兼缩小便，暖腰膝，益精髓"。为壮阳益精常用方。若日久失于调摄，或久病失于调治，脏腑亏损，阳气衰弱则见阳虚羸弱。治宜壮阳益精；以粟米为辅佐，益肾补虚，兼监制雀肉大温之性。两药合用，补阳不嫌其热，益精不嫌其寒，共成壮阳益精之方。

此外，《圣惠方》以麻雀、菟丝子、覆盆子、五味子、枸杞子、粳米、酒煮粥。名"雀儿药粥方"，用于"下元虚损，阳气衰弱，筋骨不坚。"本品宜空腹进食，以增强其补肾之力。

方十二

[组成] 黑大豆500克　菟丝子10克　山茱萸15克　墨旱莲10克
茯苓15克　五味子10克　当归10克　枸杞子15克
桑椹15克　地骨皮10克　熟地黄15克　黑芝麻30克
补骨脂10克　食盐适量

将黑豆用温水浸泡30分钟，备用。将其余中药装入纱布袋内，扎紧袋口，放入砂锅内，加适量的水煎煮，每半小时取煎液1次，放入另盆内；再加水煎煮，如此共取煎液4次，备用。将黑豆放入锅内，加进药液煎煮，放适量食盐，先以武火烧沸，再用文火焖至药液干涸。将药液煮过的黑豆晒干，装入瓷罐。每天取黑豆做菜，或随食嚼，但1日不得超过60克。

[功效] 补肾益精、壮骨强筋。

[主治] 肾阴虚、肾精不足。症见：头晕目眩、耳鸣耳聋、腰痛膝软、筋骨无力、两足痿软等。

方十三

[组成] 芡实粉 30 ～ 60 克　粳米 100 克

先将芡实煮熟，去壳、碾粉，晒干备用，每取备用干粉，加粳米同煮粥。

[功效] 益肾固精、健脾止泻、除湿止带。

[按语] 适用于肾虚所致遗精、滑精、小便频多、遗尿，慢性腹泻，女子带下偏多。可供早、晚餐温热服食。慢性便秘、感冒发热期间忌食。

方十四

[组成] 虾米 5 钱　粳米 2 两　韭菜 2 两　嫩姜末 2 钱　精盐 2 钱

　　　味精 3 分　猪油 5 钱　清水 2500 毫升

虾米挑拣干净，再用清水淘洗沥干。韭菜拣洗干净，切成 3 分长的小段。粳米淘净入锅，加清水上火烧开，待米粒煮开花时，加入虾米、姜末、韭菜、猪油、精盐、味精，一同煮成粥即可。

[功效] 壮阳健身、托里解毒、下乳消痰。

方十五

[组成] 金樱子 30 克　粳米 50 克

先煮金樱子去滓取汁，用药汁煮米做粥。每晚睡前作夜宵食用。亦可放入少许食盐。

[按语] 适用于肾虚、精关不固之遗精。方中金樱子酸涩，功专固精秘气而治梦遗滑精。感冒期间，以及发热的患者不宜食用。

方十六

[组成] 枸杞叶 100 克　粳米 50 克　豆豉适量　大葱适量　生姜适量

枸杞叶洗净、细切，粳米与豆豉同煮为粥，以葱姜、食盐调味，临熟时放入枸杞叶，煮至菜熟米烂。

[服法] 每日 2 次。

[功效] 补肾健脾，益精助阳。

[按语] 方中枸杞叶，味苦、甘，性凉，功能益精、滋养、清热，善补五劳七伤；粳米，味甘，性平，健脾养胃、培补中焦，脾气健则肾气充；葱、姜，味辛，性温，助升发阳气；豆豉，味辛、甘，性微温，调中宣散。

方十七

[组成] 枸杞叶 500 克　羊肾 2 对　羊肉 250 克

粳米 250 克　　葱白 5 克

将羊肾洗净、去臊腺脂膜，切成细丁；葱白洗净，切成细节；羊肉洗净，一同放入砂锅内，加水适量备用。将枸杞叶洗净，用纱布装好，扎紧；粳米淘净，一同放入砂锅内，熬粥。待肉熟、米烂成粥时即成。

[服法] 服用时，吃羊肾、羊肉，喝粥。

[功效] 补肾填精。

[主治] 肾精衰败所致腰脊疼痛、性功能减退等。

方十八

[组成] 韭子 30 克　粳米 50 克

上 2 味加水适量如常煮粥。分 3 次温服。

[功效] 益肾固精。

[主治] 肾阳不足。症见：小便混浊、白如泔浆，面色㿠白、腰膝酸软、四肢不温，舌淡胖有齿痕、苔白，脉沉细弱。

[按语] 肾阳不足，精关不固，精随尿泄，发为白浊。方中韭子，味辛、甘，性温，可补肝肾、暖腰膝、壮阳益精。

方十九

[组成] 螃蟹数只　米酒 1 ～ 2 汤匙

将螃蟹洗净，盛碗内，隔水蒸，将熟时加入米酒，再蒸片刻。饮汤，食蟹肉（可蘸熟植物油，酱油、味精等调味品）。

[功效] 活血化瘀、滋肾养阴。

[主治] 产后恶露不畅，症见：瘀血腹痛、跌打损伤、瘀血肿痛。

方二十

[组成] 猪腰子 1 枚　杜仲末 10 克　荷叶 1 张

　　　　麻油、酱油、葱白、椒盐各适量

猪腰子冲洗干净，除去筋膜，切成薄片。椒盐水浸洗。入杜仲末，荷叶包裹，上笼蒸熟，去荷叶，加麻油、酱油、葱白调味。

[功效] 补肾壮腰。

[主治] 肾虚所致腰痛。

[按语] 本品出自《本草权度》。方名为后补，原方用于肾虚腰痛，为治疗肾虚腰痛的代表方。肾虚不能充养腰府，则见腰痛。治宜补肾壮腰。方中以猪肾补益肾虚，以杜仲壮腰止痛，为治肾虚腰痛要药。两者合用，共成补肾壮腰之方。

方二十一

[组成] 白粱米 100 克　荆芥、薄荷叶各 1 把

用 3000 毫升水煎煮荆芥叶、薄荷叶每日早、晚餐温热服食。

[功效] 滋阴补肾、健脾胃、利小便。

[主治] 脑卒中。症见：口喎面戾、语言謇涩、手脚麻木、精神不振等。

方二十二

[组成] 附片 15 克　　羊脊髓 60 克　　神曲 20 克　　大枣 20 克

干姜 10 克　　酥油 50 克　　桂心 10 克　　蜂蜜 60 克

五味子 10 克　　黄牛乳 250 克　　肉苁蓉 15 克　　白面 500 克

菟丝子 15 克　　蜀椒适量

将上述诸药一起烘干，共研极细末，备用。将药末、白面、蜜、髓、酥、乳一起拌和，加入枣泥，置盆中，盖严，半日后取出做成饼；再入炉上火爆令熟即成。每日可当饭食之，但不可过量。

[功效] 温脾暖肾、壮阳益精。

[主治] 脾肾阳虚证。症见：食欲不振、消化不良、腰膝酸软、阳痿遗精、身体消瘦、畏寒怯冷等。

[按语] 阴虚火旺者禁服。

方二十三

[组成] 栗子肉 100 克　　干藕粉 25 克　　糖桂花 2 克　　蜜饯青梅半颗

玫瑰花 2 瓣　　白糖适量

栗子肉洗净后切成薄片。锅置旺火上，放入清水适量，烧沸，倒入栗子肉、白糖，再沸时，撇去浮沫。将干藕粉用水调匀，均匀地倒入锅内，调成羹状时出锅，盛入碗内。把青梅切成薄片放于羹面，再撒上糖桂花和玫瑰花瓣即成。

[按语] 本羹以栗子肉、藕粉、桂花、青梅、玫瑰花，相合而成。栗子，性温味甘，具有补肾气、强筋骨、健脾胃、活血止血之功效；藕粉，具有健脾开胃、益血之能；桂花，能化痰散瘀，其气味馨香诱人，能开郁醒神；青梅，止渴、生津、敛肺、止咳；玫瑰花，理气、解郁、活血化瘀，适于脾胃虚弱之人食用。健康人食用能开胃健脾，增进食欲。

方二十四

[组成] 桂林锥适量

每次用干桂林锥若干，放入铁锅中炒熟，剥去果壳食之。

[功效] 补肾健脾。

[按语] 民间常用以治疗肾虚阳痿，小儿脾胃虚弱、食欲不振、肌肉消瘦等症。桂林锥，又称栲粟、山锥，为壳斗科植物桂林锥的种子，性平味甘，入胃、肾经，功能补肾、健脾胃。《广西药用植物名录》认为它能"滋补，健胃"。《常用中草药彩色图谱》记载它有"健胃，补肾、治肾所致痿弱、消瘦"之功。

方二十五

[组成] 刀豆 10 粒　猪肾 1 个

　　　　料酒、精盐、姜片、胡椒粉、猪油、肉汤各适量

将刀豆洗净。将猪肾剖开洗净，切去白色肾盂，用水洗净尿臊味，放入沸水锅中焯一下，捞出洗净切片。烧热锅加入猪油，待锅中油烧热加入姜片，猪肾片煸炒片刻，再加盐、料酒、胡椒粉、肉汤、刀豆，文火炖至猪肾、刀豆熟透，盛入汤碗即成。

[按语] 刀豆，有温中下气、益肾补元功效，可治疗虚寒呃逆、呕吐腹胀、肾虚腰痛。《中药材手册》说刀豆能："治肾气虚损，肠胃不和，呃逆，腹胀吐泻。"猪腰，善治肾虚腰痛。二者同用，对腰膝酸软、遗精等肾阴虚患者，有较好的疗效。

方二十六

[组成] 白鸭 1 只（约重 1500 克）糯米、盐、黄酒、味精各适量

　　　　黑芝麻、桃仁、桑椹、莲子、芡实、红枣、薏苡仁各 20 克

白鸭 1 只（约重 1500 克），去肠脏，洗净。将黑芝麻、桃仁、桑椹、水发莲子、芡实、红枣、薏苡仁填入鸭腹腔，再添加糯米至满，用线缝合腹腔口。放置在汤盆中，加盐、黄酒、味精和水，上笼屉蒸熟，食前拆线，即可食用。

[按语] 鸭肉，滋阴补虚，黑芝麻、核桃仁、桑椹、莲子、芡实、红枣、薏仁米、糯米，均为平补脾肾之品，经常食之，能补肾健脾，固齿。尤其对体质久虚、消瘦、牙龈萎缩者适宜。

方二十七

[组成] 熟地黄 25 克　　山药 15 克　　丹参 20 克　　当归 12 克
　　　　菟丝子 12 克　　路路通 12 克　　淫羊藿 10 克　　蛇床子 10 克
　　　　黄芪 10 克　　　白术 9 克　　　茯苓 9 克　　　党参 15 克
　　　　桂枝 6 克

[服法] 每日 1 剂，水煎，分 2 次服。

[功效] 补益肾气。

[按语] 适用于同房不能射精，素感腰痛腰酸、畏寒喜暖、足胫发凉、阳事勃起不坚，行房虽可达 30 分钟以上，但无性高潮，已不能射精，每月遗精 2～3 次，舌质淡、苔白滑，脉沉细滑。此证乃肾气虚衰，无力开启精窍所致。当以补益肾气为主。方用黄芪、白术、茯苓、党参，补气；菟丝子、淫羊藿、蛇床子，温肾阳，熟地黄、当归、养血填精、滋补肾阴，阴阳并补则肾气自复。丹参，养血活血；桂枝，温经通脉；路路通，开通精关。本方气血阴阳共补，使肾气不虚，再加通关之品，则不射精之证自愈。

（八）健脑益智名方

李时珍说："饮食者，人之命脉也"。一个人从胎儿时期直至老年，都存在健脑益智问题，但却不可能以药伴随终身，唯一可以承此重任的是食物。益智食物一方面具有益智作用，同时又是人体赖以生存、不可缺少的营养要素。大脑的发育与全身营养状况密切相关，而一个人营养状况的好坏，绝不是打一针、吃几次药所能决定的，食物在这方面有绝对优势。许多事实证明：长期坚持摄入益智膳食，不但会改变全身营养状况，改善性情，还可提高智商。

方一

[组成] 干荔枝 5 枚　粳米 50 克

荔枝、粳米洗净，同煮为粥，每日 2 次。

[功效] 补脾养肝、健脑益智。

[按语] 荔枝为无患子科植物荔枝的果实。营养丰富，其果肉含葡萄糖 60%，蔗糖 5%，脂肪 1.4%，维生素 C、维生素 A、B 族维生素、叶酸，还有一些柠檬酸、苹果酸等有机酸。

荔枝，味甘酸，性温，暖补脾精、温滋肝血、生津止渴，尤善健脑益智，诚如《食疗本草》所言："食之通神益智健气"。鲜荔枝与干荔枝性质有所不同，鲜者多食，易上火，出现牙龈肿痛，或出血；"干者味咸，不如鲜者，而气质平和，补益无损，不至助火生热，则大胜鲜者。"（《玉楸药解》）。本粥选用的是干荔枝，制作时需注意。

荔枝粥与桂圆粥功用相似，皆能益气养血以益智，习惯上偏于血热者宜食桂圆粥，偏于血寒者宜选荔枝粥。荔枝粥兼有收涩之性，久泻、五更泻也可选用。桂圆肉偏重养心安神，睡眠障碍兼脑力减退者食之颇益。阴虚火旺者慎服本品。

方二

[组成] 鲤鱼脑髓 5～10 克　粳米 50 克

取鲤鱼脑髓，洗净，切碎，备用。粳米煮粥，粥将成时，入鲤鱼脑髓、葱、姜、黄酒、食盐，继续上火煮 10 分钟停火。每日 2 次。

［**功效**］补脑髓、聪耳。

［**主治**］老人耳聋。

［**按语**］鲤鱼脑髓，味甘，性平，善补脑髓。脑髓充则肾气旺，因肾开窍于耳，脑髓与耳又有脉络相连。

方三

［**组成**］鳙鱼头1个　天麻15克　玉兰片50克　熟鸡肉50克

熟火腿50克　葱、姜、黄酒、食盐、淀粉、胡椒粉各适量

天麻用纱布袋包好；熟鸡肉、熟火腿、生姜、大葱切片；将鳙鱼头去鳃，洗净以油煎好，倒入砂锅内，放入清水，药袋及诸调料（黄酒、食盐各适量）、配料（玉兰片50克），用火烧炖约1小时，后取出药包，撒上胡椒粉即可。佐餐食用。

［**功效**］平肝潜阳、补脑填髓。

［**按语**］天麻为兰科植物天麻的块茎，味甘，性平，功善平肝潜阳、息风止痉。现代药理资料表明，天麻有抗惊厥作用，可以提高点击痉挛的阈值，有效地制止癫痫样发作，尚有镇痛作用。天麻与鳙鱼相配，共奏补脑填髓、平肝潜阳之功。适用于肝阳上亢所致头晕、烦躁、健忘者食用。

方四

［**组成**］枸杞子50克　羊脑2个

葱、姜、花椒、盐、酱油、味精各适量

将羊脑、枸杞子洗净，同放大碗中，放入各种口味的佐料，隔水炖熟，或蒸熟。食羊脑、枸杞，并喝汤，一次食完。

［**功效**］健脑益智。

［**按语**］可作为健康人的增智食品。

方五

[组成] 兔脑 1 具　猪脊髓 30 克

将兔脑、猪脊髓洗净制好，放入锅中，适量加盐、葱、姜、花椒等调味品，水煎煮至肉熟，加入味精即成。

[功效] 益智健脑。

[主治] 弱智，症见：神经衰弱、血虚头晕等。

方六

[组成] 茯苓 18 克　面粉 500 克　猪肉 250 克

　　　　鸡汤（棒骨汤或肉皮汤也可）适量

酱油、姜米、香油、味精、白糖、花椒水、料酒、精盐、胡椒粉各适量

将茯苓放入清水中浸泡一夜，次晨淘洗净，放入锅内蒸熟后取出，趁热连皮切成块。并从中选一块结实者，切去四周的茯苓皮，再改刀切成 3 毫米长、2 毫米宽的小茯苓块，备用；将其余茯苓块与切剩下的茯苓皮、渣等，全都放入砂锅中，加水 200 毫升，煎取浓汁 50 毫升，用纱布过滤，备用；然后将七成瘦、三成肥的猪肉，剁细，加入味精、姜末、花椒水、白糖、精盐、料酒、胡椒粉等，拌匀，再加适量鸡汤，最后加过滤后的茯苓浓汁 25克，搅拌成稀糊状，再浇上香油即成茯苓包子肉馅。把面粉倒在案板上，加温水 250 毫升及剩下的 15 毫升茯苓浓汁，和成水调面团，充分揉匀。再把面团搓成 3 厘米粗细的长条，揪成面剂（每 50 克 4 个），每剂擀成直径约 7厘米的圆面皮，然后左手托皮，右手打馅，再用右手拇指和示指将包皮边捏褶，收口成金鱼嘴形时，放小茯苓 1 块，嵌于包子正中即成。包完后立即放入小蒸笼里摆好；最后将小蒸笼放在锅上，用旺火蒸约 10 分钟即熟。当饭吃。

[功效] 养心安神、益智健脾、利水消肿、增加营养、美容颜、添精神。

[主治] 神经衰弱。症见：失眠、健忘、贫血、皮肤粗糙、食少无力等。

[按语] 此品历来被誉为"仙人"食品。茯苓，性味甘淡平，有健脾利尿、宁心安神、延年益寿之功，含茯苓酸、钾盐、茯苓聚糖、蛋白质等，与菌灵芝同科，能改善神经、消化、循环、呼吸等功能，且能降血脂、抗肿瘤。《神农本草经》载："久服安魂养神，不饥延年"并非妄说，唐代孙思邈也说："茯苓久服，百日百病除。"宋代苏东坡对茯苓的保健益寿价值甚为推崇，专门写了《茯苓赋》。茯苓以云南出产的最好，所以一般处方强调道地药材时都写"云茯苓"。

方七

[组成] 莲肉 120 克　茯苓 60 克　粳米 120 克　白糖适量

莲肉、粳米微炒，与茯苓共研为末，入白糖、清水，调匀，上火蒸制为糕，分切成 10 块。每次 1 块，每日 2 次。

[功效] 益脾和胃、安神长智。

[按语] 莲子，味甘、涩，性平，为补脾益肾安神之佳品，功用颇多。据《神农本草经》介绍，莲子"主补中，养神，益力"。《本草备要》记载，可"清心除烦，开胃进食。"莲子，含淀粉 62%，蛋白质 16.6%，脂肪 2.0%，还含有钙、磷、铁等元素。

方八

[组成] 鳙鱼头 1 个　大葱适量　豆腐 250 克　生姜适量
　　　　黄酒适量　食盐适量

鳙鱼去鳃、洗净。先用油煎鱼头，然后投入豆腐、葱姜、黄酒、食盐，小火烧煮至熟。佐餐食用。

[功效] 健脾胃、益脑髓。

[按语] 鳙鱼为鲤科动物鳙鱼的全体，其特点头大，约为体长的 1/3，俗称胖头鱼。鳙鱼头富含胶质、肉质肥润，配以豆腐成菜，风格独特，味道鲜美，为鱼菜之佳品。鳙鱼头，味甘，性温，有暖胃补虚功效。《本草求原》谓其能"去

头眩，益脑髓，老人痰喘宜之"。豆腐，味甘，性凉，能健脾益气、生津润燥、清热解毒。鱼头配豆腐，有健脾胃、益脑髓之功。经常食用，有益于健脑益智。

方九

[组成] 粳米100克　核桃仁25克　干百合10克　黑芝麻20克

将粳米用水淘洗净，与核桃仁、干百合、黑芝麻放入砂锅内，加水适量煮沸，改用小火煮成粥即可。

[按语] 粳米，补肾强智；核桃仁，补肾健脑、补心益智；黑芝麻，补肝肾、填脑髓。诸药用料相配，合成补虚滋阴、健脑益智之品。对思维迟钝，记忆力减退，尤其兼有肾虚腰痛、低热者极为适用。

方十

[组成] 人参10克　冰糖30克　莲子10枚

莲子去心，人参浸软切片，放入小碗内，加入清水和冰糖，隔水蒸炖1～2小时。每日1次，喝汤吃莲肉，次日再加莲子如法蒸炖服用。人参可连用3次，最后一并吃掉。

[功效] 健脾益气、长智安神。

[按语] 人参，味苦甘，《本经》谓其："主补五脏，安精神""明目开心益智，久服轻身延年"，人参可大补元气、生津止渴，对年老气虚、久病虚脱者，尤为适宜。莲子的寿命很长，可达千年之久。清代《本草备要》就提到它为"落田野中者，百年不坏，人得食之，发黑不老"，莲子被《神农本草经》列为上品，历代许多本草著作均记述莲子可延年益寿。常服莲子，补肾、健脾、养心，可起到抗老的作用，如《寿世保元》的阳春白雪糕，以莲子配白茯苓、淮山药、糯米、陈仓米、白砂糖等，蒸熟做成糕，每日食用，最宜老人。

方十一

[组成] 灵芝 15 克　猪心 500 克　卤汁等调料适量

灵芝去杂质洗净，用水稍焖，煎熬 2 次，收取滤液；葱、姜洗净，葱切节，姜切片。猪心剖开，洗净血水，与药液、葱、姜、花椒同置锅中，煮至六成熟，捞起稍晾凉，再放入卤汁锅内，文火煮熟捞起，揩净浮沫。取适量卤汁，加入食盐、白糖、味精、芝麻油，加热收成浓汁，均匀地涂在猪心里外。

[功效] 安神、益神、健脑、益智。

[主治] 病体虚弱、记忆力差、失眠、不耐思考。

[按语] 灵芝，此药既补肺气，又补肾气，适用于肺肾两虚所致的咳嗽、气喘、虚劳等，如灵芝糖浆可治疗咳嗽、气喘。灵芝与人参配伍，可治疗由各种慢性疾病所致的面色萎黄、体倦乏力、短气懒言、两足痿弱等症。若久服之，可预防和治疗冠心病、慢性支气管炎、高脂血症、支气管哮喘等，以及各种原因引起的白细胞减少，可起到延年益寿的作用。

猪心，为猪科动物猪的心脏，性平，味甘，功能补虚养心、安神定惊、益血生津，其含蛋白质 100.5 克、脂肪 20 克、碳水化合物 15 克。灵芝与猪心同用，养心安神，可大大提高脑的工作效率。

方十二

[组成] 桂圆肉、荔枝肉、红枣、葡萄干各 50 克　蜂蜜 200 克　水适量

将桂圆肉、荔枝肉、红枣、葡萄干洗净，放入锅中，加水，文火煎煮，待熟软后，加入蜂蜜，再煎煮至稠黏，收汁即成。当甜食吃。

[功效] 养神益智、补气安神。

[主治] 适用于健忘、多梦、失眠、体虚、不耐思考等症，尤其是学生及从事脑力劳动者。

[按语] 桂圆，味甘，性温，有养心神补血之功效。桂圆既是药物又是食品，含葡萄糖、蔗糖、酒石酸、腺嘌呤胆碱、蛋白质等成分。荔枝，性味甘、酸、涩、温，含有蔗糖、葡萄糖、蛋白质、脂肪、维生素C、柠檬酸等成分，具有补脾益肝、益智养神的功效，适用于小儿遗尿、女性虚弱贫血、呃逆等症。红枣，性微温，味甘，入脾、胃经，有补中益气、养血安神、缓和药性的功能，含有蛋白质、脂肪、糖类、有机酸、维生素A、维生素C以及多种氨基酸等营养成分。《神农本草经》载："葡萄味甘、平，主筋骨湿痹，益气培力，强志，令人肥健，耐饥。"葡萄中含糖量为15%～30%，其中以葡萄糖为主，可为人体直接吸收，还含有蛋白质、卵磷脂、苹果酸、枸橼酸、果胶、胡萝卜素，维生素A、维生素B_1、维生素B_2和微量元素，及几十种氨基酸，是一种营养价值较高的水果，葡萄的果、根、叶均可入药。新疆葡萄干驰名全国，可补气养血，为滋补营养佳品。蜂蜜，味道甜美、营养丰富，长期食用蜂蜜可以营养心肌、保护肝脏、降低血压、防止血管硬化，起到减轻病情，增强体质的作用。

以上诸种食物合用，益智增智，安神养神，是脑力劳动者的最佳补脑养生方。

方十三

[组成] 干墨鱼 1 只　　猪瘦肉 2 两　　粳米 2 两　　水发香菇 1 两
　　　　冬笋 1 两　　　精盐 2 钱　　胡椒粉 3 分　　料酒 2 钱
　　　　味精 3 分　　　清水 1500 毫升

干墨鱼去掉鱼骨，用温水浸泡涨透，清洗干净，切成细丝；猪瘦肉、香菇、冬笋也分别切成细丝；粳米用清水淘洗干净；砂锅内放入清水、墨鱼、猪瘦肉、料酒熬煮至烂；加入粳米、香菇、冬笋、精盐熬煮成粥，调入味精，胡椒粉，即可食用。

[功效] 益气强志、调理月经、收敛止血。

[**主治**] 妇女经闭，白带颇多。

[**按语**] 墨鱼，又名乌贼鱼，是我国四大海产鱼之一，分布很广，以舟山群岛出产最多。墨鱼肉脆嫩鲜美，营养非常丰富，具有很高的经济价值，用它制作的菜肴有："墨鱼炖排骨""爆炒墨鱼卷""墨鱼炒肉丝""墨鱼烧肚"等。据《本草纲目》载，墨鱼具有益人强身作用。墨鱼的骨，又名海螵蛸，药用价值较高，是一种良好的和胃制酸药，有收敛止血功效，适用于胃及十二指肠溃疡、胃酸过多、小儿软骨、创伤出血等症。

方十四

[**组成**] 猪脑 1 个　天麻 10 克　枸杞子 15 克

精盐、胡椒粉、肉汤各适量

洗净猪脑，去掉脑膜；将天麻润透洗净、切片；枸杞子去杂洗净；将天麻、猪脑、枸杞子、盐同入锅内，注入肉汤适量，共煮炖至熟，加胡椒粉调味即可。佐餐食，量随意。

[**功效**] 补益肝肾、健脑益智。

[**主治**] 对体弱头晕、健忘、失眠有疗效。

（九）增强性功能名方

性伴随着人的一生，这是一些人非常关注的大问题。性不仅仅是人们传宗接代的工具，而且性本身是一种乐事，是人之大欲。"一日夫妻百日恩，百日夫妻深似海"这里的恩和深，首先是建立在夫妻性生活和谐的基础之上。

方一

[**组成**] 鲤鱼肉（切片）约 500 克　制何首乌 20 克　各佐料适量

先将何首乌放入锅内加生姜、胡椒、食盐、大蒜同煮 30 分钟后，再放入鲤鱼片煮至熟透，食肉饮汤。

[**主治**] 肝肾虚损、精血亏少。症见：须发早白、腰膝酸痛、四肢乏力、胃脘冷痛、盗汗自汗，遗精、早泄、阳痿和性冷淡等。

方二

[**组成**] 山羊肾 1 个　　杜仲 1 克　小茴香 0.5 克　巴戟肉 1 克

韭菜子 0.5 克　炒食盐适量

将羊肾从内侧剖开，去筋膜，洗净。将诸药与食盐放入后，用线扎紧，置容器内蒸 30～50 分钟，去净肾内药物，切成片于晚间食用。

[**功效**] 扶阳补肾。

[**主治**] 肾阳不足。症见：性欲减退、早泄阳痿、腰膝冷痛、小便清长。

[**按语**] 本方主治性欲低下，阳痿等，其证属肾阳不足，故以扶阳补肾为主。本方以羊肾为君，配以补肾壮阳之杜仲、茴香、巴戟肉、韭菜子，则阳气可复，诸症自却。

方三

[**组成**] 带皮牛尾 1 条　枸杞子 50 克　料酒 25 毫升　味精 5 克

葱 10 克　　　精盐 7.5 克　姜 30 克　　　清汤 1500 毫升

酱油少许

将枸杞子分为两份，一份 25 克水煮，提取枸杞子浓缩汁 25 毫升；另一份用清水洗净，备用。将牛尾刮洗干净，剁成段，放入开水锅内氽一下，取出洗净；姜切片待用；将牛尾、姜、枸杞 25 克放在瓦罐内，加入清汤、料酒、味精、酱油、葱、精盐，用大火烧滚后，再加入枸杞浓缩汁 25 毫升，改用小火炖至酥烂时，取下，除去葱、姜，即可食用。

[**功效**] 补肝肾、强筋骨。

[**主治**] 性欲减退，阳痿，遗精早泄。症见：腰膝酸软、四肢乏力、神

疲少气、头目眩晕等。

[按语] 方中枸杞，性温味甘，具有滋补肝肾之功，治肝肾阴虚之性欲减退，阳痿遗精；牛尾，性温味甘，功可补肾强筋骨。二物相配共奏补肝肾、强筋骨之功，效果显著。

方四

[组成] 枸杞叶 500 克　羊肾 2 对　羊肉、粳米各 250 克　葱白 5 克

羊肾去臊腺脂膜后洗净，切成细丁；葱白切成细节；羊肉洗净，一同放入砂锅内，加水适量备用；枸杞叶洗净，用纱布袋装好扎紧，放入粳米熬粥；待肉熟、米烂时即可食用。

[功效] 补肾填精。

[主治] 肾精衰败所致性欲减退。症见：腰脊疼痛、阳痿、头晕、耳鸣、耳聋等。

[按语] 本方功可补肾填精，主治肾精衰败之性欲减退、阳痿。方中羊肉、羊肾皆可补肾填精，枸杞益精明目，粳米补益中气，葱白温通经脉。四味相配，共奏补肾填精之功。

方五

[组成] 蜂王浆、蜂蜜各适量　芹菜汁半杯（约 200 毫升）

先将蜂王浆放在杯内，用少许蜂蜜将其溶开，再将此溶开的蜂王浆加入芹菜汁内，多多搅和即可饮用。夏日饮用时加水，特别疲劳时饮则更好。

[功效] 补脾益肾。

[主治] 脾肾两虚所致性欲低下、阳痿。症见：腰膝酸软、畏寒肢冷、小便不利、食少纳呆、腹胀便溏等。

[按语] 本方所治之证为脾之阳气虚弱，日久则导致肾中阳气不足。故本方立法为补脾益肾，既补先天，又补后天，但重在补后天脾土。方中蜂王

浆、蜂蜜，具有补益脾胃之功；芹菜汁则为温肾壮阳之品。诸药相配，脾肾得补，诸症自却。

方六

[组成] 桂圆肉 15 克　党参 30 克　猫肉 150～250 克

将上 3 味药置炖盅内，隔水炖熟服食。喝汤吃肉，隔日 1 次。

[功效] 健脾益心。

[主治] 适用于病后体虚、神经衰弱、头晕目眩、阳痿等症。

[按语] 桂圆肉、党参炖猫肉为补脾益心之剂。方中桂圆肉，益脾补心、养心安神；党参补中益气；猫肉甘酸而温补血。本方多用于治疗思虑过度，劳伤心脾，心脾亏损所致的阳痿、神经衰弱等症。

方七

[组成] 蛤蚧 1 对　白酒 1000 毫升

将蛤蚧去头（有小毒）、足和鳞片，放入酒中，密封，浸泡 2 个月方可开取，每日 20 毫升，每日 1 次。

[按语] 蛤蚧是壁虎科动物蛤蚧除去内脏的全体，又称大壁虎，主要产于我国广东、广西、云南、贵州等省。味咸性平，补肺益肾，助阳益精，其补益作用可与人参、羊肉媲美。《本草纲目》中谈道："蛤蚧补肺气，定喘止咳，功同人参；益阴血，助精扶赢，功同羊肉。近世治劳损痿弱……俱取其滋补也。"《本草求真》亦云："大补命门相火，为房中要药"。

现代药理研究表明，蛤蚧的提取物，可延长正常雄性小鼠的动情期。以小鼠前列腺、精囊、肛提肌作为重要的指标，可使它们重量增加，小鼠交尾期延长，表现出雄性激素样作用。蛤蚧酒，补肺定喘、益肾壮阳，经常饮用可提高性功能水平，适用于肺虚咳喘、肾虚阳痿、性功能低下等症。本方阴虚火动，风寒咳喘者不宜用。

方八

[组成] 天冬 15～20 克　粳米 100 克　冰糖少许

先煎天冬，去渣取汁，然后倒入粳米煮粥，候熟，入冰糖少许，稍煮即可。空腹食用。

[功效] 滋阴降火、润肺滋肾。

[主治] 适用于阳强不倒。症见：虚烦渴饮，舌红少苔，脉细数。

[按语] 本方适用于阴虚阳亢、阴不敛阳所致之强中症。方中天冬，清肺热、滋肾阴，乃是仿《石室密录》之倒阳汤，清上解下治阳强之法。粳米则可益胃生津。故本方可为阳强患者做饮食调理。

方九

[组成] 桃仁 10～15 克　粳米 50～100 克

将桃仁捣烂如泥，去皮，研汁去渣，与粳米同煮为稀粥。

[功效] 活血通络、祛瘀止痛。

[主治] 阴部外伤后阳强不倒。症见：阴茎、龟头色紫暗或见瘀斑，且阴部胀闷刺痛，舌苔薄白，脉弦涩。

[按语] 本证是由于瘀血阻络，血脉不通而生瘀滞，见阳强及胀闷刺痛，苔薄白，脉弦涩则亦为瘀血之象，治以活血化瘀为法。方中桃仁活血化瘀，使瘀血得祛，气血通畅则疼痛自解。瘀血阻络，易暗耗阴血，故用粳米益胃，鼓舞气血之生化。本方适于对瘀血阳强者进行饮食调理。

方十

[组成] 鲜生地黄、陈仓米各适量

将鲜生地黄捣烂，取汁 150 毫升，兑入陈仓米煮成的粥内，搅拌和匀，即可食用。

［**功效**］养阴清火。

［**主治**］阳强不倒。症见：虚热烦躁、口干喜饮，舌红少苔，脉细数。

［**方解**］本证是由于阴虚火旺，引动相火导致阳强，虚火上炎则见虚烦、喜饮、舌红少苔，脉细数亦示阴虚有热，故治应益阴清火。方中生地黄，滋阴养血、且能清虚火；陈仓米，护胃、生化津液。二者合用，可作为阳强患者的护养之品。

（十）防癌抗癌名方

癌症是机体内细胞分裂失控、任意繁殖、发生恶性变，从而损害健康、危及生命的一类疾病。在传染病得到基本控制的今天，癌症、心血管疾病和脑血管疾病已上升为死亡的主要原因。现代医学的大量研究发现，80%～90%癌症的形成与环境因素、生活方式、饮食习惯有关。如果对这些因素采取适当的措施，并做到早期发现和早期治疗，就可以达到防治癌症的目的。

膳食作为环境因素的一部分，与癌症的关系错综复杂，既存在着潜在的致癌因素（高脂肪、黄曲霉素污染、酗酒等），又存在着防癌成分（充足的蛋白质、膳食纤维、胡萝卜素、维生素 A、维生素 C、微量元素硒等）。我们在食物调配时，注意扬长避短，充分发挥防癌成分的作用，尽量减少致癌因素，组成完善、均衡的膳食，将有助于癌症的预防。实践证明，下列养生方有较好的防癌抗癌作用。

方一

［**组成**］芦笋 250 克　食盐适量　香油适量

芦笋洗净，切成薄片，放入开水锅内焯熟捞出，沥干水分，调入香油和食盐，拌匀凉食。佐餐食用。

［**功效**］抗痨、抗癌。

[按语]芦笋，味苦、甘，性微寒，功效为抗痨、防癌，主要用于肺结核和恶性肿瘤的防治。芦笋疗癌始于近代，20世纪70年代初生化学家卡尔·卢茨，对芦笋治癌的可能性及可靠性做了深入的研究，发现芦笋对各种癌症均有一定疗效，并有痊愈病例。他于1974年在权威性杂志《预防》发表的研究结果，引起人们的注意，从此芦笋疗法开始风靡全球，多年来无人问津的芦笋，一下子成了餐桌上的宠儿。

实验研究表明，芦笋原汁可促进外周血T淋巴细胞转化、增殖，提高机体免疫力，有明显抑制癌细胞生长的作用。其抗癌成分主要为组织蛋白、胡萝卜素、维生素C、叶酸与核酸等，芦笋无论生食、熟食或罐头制品均有抗癌作用，食量不限。

方二

[组成]海带50克　米醋200毫升

海带切成细丝，或研成粉末，浸泡在米醋中，密闭贮存备用。每日服用10毫升，或以此醋调制菜肴用。

[功效]软坚消瘤、活血化瘀。

[按语]海带是海带科植物海带的叶状体，以整齐体厚，色黑褐，无杂质者为佳。作为药用已有悠久历史，金代医家李东垣曾云："瘿坚如石者，非此不除。"瘿类似于西药疾病单纯性甲状腺肿（缺碘所致）、甲状腺肿瘤等。海带"治水病，瘿瘤，功同海藻"（《本草纲目》），是传统的消肿块之品。海带，味咸，性寒，软坚消瘿、利水止血，若用醋制，消肿软坚之力更强，兼以活血散瘀。海带醋，可作为日常防癌保健食品，经常食用。

海带防癌抗癌途径有三：一是通过供给充足的碘来减少患甲状腺瘤的危险；二是海带提取液能直接抑制多种肿瘤细胞生长，并可延长白血病小鼠的生命；三是海带中的藻胶属植物纤维，具有很强的吸水性，可稀释肠内致癌物质浓度。

方三

[组成] 芹菜 500 克　猪瘦肉 200 克

芹菜洗净，切成细丝，入开水锅焯过，捞出，待用。猪肉切成丝，锅内油热时，先炒肉丝，后下芹菜翻炒至熟，以食盐、味精调味。

[服法] 佐餐食用。

[功效] 平肝、清热、利水、防癌。

[按语] 芹菜属根茎类蔬菜，含膳食纤维较多。膳食纤维是指食物在人肠道内能耐受消化酶的作用，但可被细菌酶分解的植物性物质，因不能为机体利用，多年来不被重视。从 20 世纪 70 年代以来，其保健意义才日益引起人们的注意。据联合国卫生组织对 23 个国家的调查表明，膳食纤维的摄入量与肠癌的发生率呈负相关。以芬兰和丹麦为例，两国同处北欧，芬兰结肠癌发生率明显低于丹麦，这主要归功于芬兰人摄入膳食纤维多的缘故。膳食纤维一方面可以影响大肠细菌活动，使大肠中的胆酸致癌物生成量减少；另一方面借其充盈作用，稀释肠内有毒物质。

方四

[组成] 胡萝卜 100 克　草菇 30 克　鸡肝 50 克　粳米 100 克

将草菇和胡萝卜切成丝，鸡肝切成片。锅内放入植物油，加入葱末、姜末、精盐，油热后放入胡萝卜、草菇和鸡肝，炒入味后盛入盘内备用。锅内加适量水，加入洗净的粳米，先用大火煮沸，然后改成文火煮至米烂，加入盘子里炒过的菜，再放一些香菜末、盐、味精、胡椒粉，搅拌均匀，稍煮即可，食用时淋上香油。

[功效] 养肝明目、健胃益脾、防癌抗癌。

[主治] 适用于食欲不振、体倦乏力、消化不良、食积胀满、肝虚目暗者。

[按语] 草菇富含抗癌物质草菇多糖、维生素 C 和异种蛋白，草菇浸出液可抑制癌细胞的生长。

方五

[组成] 鸡脯肉、里脊肉各 150 克　鲜蘑菇 50 克

黄酒、水淀粉、肉汤、盐、味精、葱丝、姜丝各适量

将鸡脯、里脊、蘑菇切成丝，鸡丝、里脊丝入碗用盐、黄酒、淀粉上浆；再将葱丝、姜丝、黄酒、味精、水淀粉调成汁待用；开油锅烧至五成热，投入鸡丝、里脊丝、鲜蘑菇炒片刻，速将调味汁倒进油锅里，翻炒几下即可。

[按语] 此菜属高蛋白、低脂肪食品，蘑菇还有防癌抗癌作用，是高血压、心脏病、癌症患者的理想菜肴。

方六

[组成] 鲜牡蛎肉 250 克，猪瘦肉 100 克

牡蛎肉洗净，猪瘦肉切片。把牡蛎、瘦肉放入小碗内，以黄酒、淀粉拌好，倒入开水锅中煮至嫩熟，以食盐调味，佐餐食用。

[功效] 滋阴养血。

[按语] 牡蛎又称蛎黄、蛇子肉，为牡蛎科动物近江牡蛎的肉，味道鲜美，多作汤食。近年来发现牡蛎肉中有一种糖蛋白，对多种癌细胞都有抑制作用。牡蛎肉与猪瘦肉皆为滋阴养血之品，后者兼能益气。两者味均甘咸，甘能补益，咸可软坚。本药膳性质平和，不凉不燥，无论何种肿瘤，但见气阴两虚证者均可辅以汤食。

方七

[组成] 鲜蘑菇 100 克　猪瘦肉 100 克　食盐适量

先将猪瘦肉、鲜蘑菇切成片，加水适量做汤，用少许食盐调味。佐餐食用。

[功效] 滋阴润燥、健脾益气。

[按语] 蘑菇为黑伞科植物蘑菇的子实体，现多由人工栽培，味甘性凉，功效为补益肠胃、化痰散寒，含有多种氨基酸、维生素和矿物质等营养成分，现代药理研究表明，它有增强机体免疫功能和抑制肿瘤细胞生长的作用。猪瘦肉滋阴，丰肌体，润肠燥。蘑菇与猪肉相配，可以滋阴润燥、健脾益胃，尤适合于放疗、化疗后白细胞减少、食欲不振的肿瘤患者食用。

方八

[组成] 干白花百合 500 克　蜂蜜适量　款冬花 500 克

百合研成细末，备用；款冬花加水适量煎煮，每 20 分钟取煎液一次，加水再煮，共取 3 次，合并煎液，入百合末，继续以小火煎熬至较黏稠时，加入蜂蜜，至沸后停火，待冷装瓶备用。

[服法] 每次 1 汤匙，以沸水冲化饮服，每日 2 次。

[功效] 滋阴润肺、健脾益气。

[按语] 百合分不同的品种，白花者入药，红花者与黄花者只作盆栽观赏，不入药。据研究，白花百合的提取物可抑制癌细胞有丝分裂，抑制癌细胞的增殖。临床上使用百合复方制剂治疗肺癌已取得一定疗效。本膳食以百合为君，滋阴润肺；以款冬花、蜂蜜为辅，助百合润肺止咳之力，蜂蜜还兼能健脾，培补正气。慢性支气管炎、肺癌久咳、痰中带血者可常服，如咯血明显，可配生藕汁服食。

方九

[组成] 胡萝卜 200 克

胡萝卜洗净，切成细丁，配加适量凉开水，压榨取汁。

[服法] 每次 1 杯，每日 1～2 次。

[功效] 健脾化滞、防癌抗癌。

[按语] 胡萝卜以富含胡萝卜素最为突出，每 100 克含量为 4.05 毫克。胡萝卜素进入人体可在肝内转变为维生素 A，1 微克胡萝卜素转化成 1／6（0.167）微克的维生素 A，所以又叫作维生素 A 原，其生理功能与维生素 A 相似，可以维护上皮组织健康，增强抵抗力。

许多临床研究显示，一些上皮细胞癌的发生与维生素 A 摄入量呈负相关。动物实验表明，饲料中缺少维生素 A 或胡萝卜素可提高动物对化学致癌物的敏感性，给予充足的维生素 A，则可抑制致癌物的致癌作用，抑制肿瘤细胞的生长和分化，阻止、延缓癌症的发展，或使癌前病变消退。据最新报道显示，一些学者认为胡萝卜素防癌、抗癌作用优于维生素 A，且无维生素 A 过量中毒之弊。胡萝卜素能防治胃癌、肺癌、乳腺癌、宫颈癌、膀胱癌、皮肤癌等上皮组织的肿瘤。胡萝卜性味甘平，有健脾化滞、宽中下气功效，也适合消化不良者食用。

方十

[组成] 香菇 10 个　冬笋 100 克

香菇用温水泡发后，去蒂，切片；冬笋切片，备用。锅内油热时，放入香菇、笋片翻炒，调入鸡汤、食盐、煨至汁液将干时即可出锅。

[服法] 佐餐食用。

[功效] 益胃、清热、防癌。

[按语] 香菇又称香蕈，为食中佳品。《本草求真》认为"凡菇禀土热毒，惟香蕈味甘，性平，大能益胃助食，及理小便不禁……取冬产肉厚，细如钱大者食"。每 100 克香菇中含蛋白质 16.2 克，脂肪 1.8 克，碳水化合物 60.2 克，钙 76 毫克，磷 280 毫克，铁 8.9 毫克，以及多种维生素。香菇的有效成分是多糖，香菇多糖有很强的抑癌作用，这种作用与腹腔巨噬细胞的吞噬作

用有关，抑癌率与巨噬细胞吞噬指数和百分率成正相关。单独应用多糖对肿瘤的抑制率为 98.0%，单加入抗 T 淋巴细胞的血清后，抑制率下降到 43.4%，表明香菇是通过调动机体的免疫功能来达到抗肿瘤的目的。冬笋富含膳食纤维，有预防肠道癌症的作用，功效清热消痰、利尿消肿，味道鲜美，营养丰富，有增强免疫力、防治肿瘤的作用，老少皆宜。

方十一

[组成] 干冬菇 20 个　红枣 8 个

　　　　料酒、精盐、味精、姜片、花生油各适量

选优质干冬菇 20 个，用冷水洗净泥沙；红枣洗净待用；用有盖炖盅 1 个，加进清水、冬菇、红枣、精盐、味精、料酒、姜片、熟花生油少许，用牛皮纸封好后，急火炖 1 小时左右，出笼起盅即可。

[按语] 冬菇含较高的碳水化合物、蛋白质、微量元素和多种有机酸，并含有抗癌物质，能提高机体抑制癌瘤的能力，加强人体抗癌作用，常用各种癌症的辅助治疗，并能抑制血清及肝中胆固醇的升高，可防治心血管疾病。其中所含的麦角甾醇，在日光紫外线照射下，可转变为维生素 D_2，防止佝偻病，而含的精氨酸又能防止肝脏系统及胃肠道的溃疡。中医认为：冬菇性味甘、平，有益气、开胃的作用，常可治疗各种虚证、食少、高血压、冠心病、癌症及胃、十二指肠溃疡等症。

方十二

[组成] 大蒜 200 克　米醋 500 毫升　白糖适量

将大蒜去皮剥成瓣状，洗净沥干，装入加有白糖的米醋中，浸泡 1 个月后即可服食。每次数粒，佐餐食用，但宜经常食用效果好。

[按语] 原方主治心腹冷痛症，近年来用于癌症的防治。大蒜为百合科植物大蒜的鳞茎，含有蛋白质、脂肪、磷、铁、钙及多种维生素。其防癌抗

癌的有效成分主要是大蒜辣素、二烯丙基硫代硫酸酯、大蒜油等。大蒜除了通过增强免疫功能，提高机体抗癌能力而有一定预防肿瘤作用外，对肝癌、鼻咽癌、子宫颈癌细胞也有直接抑制作用，并且还可直接阻断体内的致癌化学物质亚硝胺的合成。本膳食中大蒜宣窍辟恶、消肿解毒；米醋活血散瘀，消食化积，二物相配，共成消肿散瘀之方。经常食用，既可开胃，又能祛病养生。

方十三

[组成] 甜杏仁 10 枚　牛乳 100 毫升　大枣 5 枚　粳米 50 克

桑白皮 10 克　生姜 3 克

杏仁用水浸泡，去皮尖，加入牛乳绞取汁液；大枣去核，生姜切片，备用；先煮桑白皮、姜、枣，煎取汤液，加米煮粥，临熟时对入杏仁汁，再继续煮至粥成，每日 2 次。

[按语] 杏仁主要成分是脂肪油、蛋白质、各种游离氨基酸，以及杏仁苷。近年来发现杏仁对肺癌、乳癌、子宫颈癌等多种肿瘤有预防和抑制作用。桑白皮含挥发油、葡萄糖苷、桑皮素、桑皮色烯素等成分。药理实验表明，桑白皮有较好的解热、止咳、祛痰作用。最近有报道，大枣抑制癌细胞增殖作用显著。本药膳中杏仁祛痰止咳平喘，当为主料；辅以甘寒桑白皮，清泻肺热；大枣、牛乳补益中气，以辛温生姜为佐制，温肺止咳，并防桑白皮寒凉太过，遏制肺气。全方寒温并用，补泻同施，合而成为止咳喘、补中气、防癌肿之方，可作为呼吸道癌症、肺气肿、肺心病患者的辅助食品。

（十一）抗衰防老名方

自古以来，人们都希望更健康，渴望更长寿，甚至不惜用神秘法术以身试险，但却徒劳无果。从现代的科学水平和人类物质文化生活水平来看，要使人类寿命普遍延长是有可能的，关键在于抗衰老。正如美国国立老年研究所所长格留利其所说："迄今为止，我们最大的努力，在于对衰老过程有更好的了解，这种努力将不可避免地产生一些新技术，它必能大大延长人的平均寿命。"

方一

[组成] 黑大豆 250 克

黑大豆洗净，入锅，加水煮汁，至大豆熟烂，煎液黏稠如饴，停火。

[服法] 饮汁，经常食用。

[功效] 利水下气、活血解毒、耐老不衰。

[按语] 黑大豆又名黑豆、乌豆，为豆科植物大豆的黑色种子，含有脂肪、蛋白质、糖类、维生素 B_1、烟酸等成分，富含不饱和脂肪酸，它可以促进胆固醇的代谢，防止脂质在肝脏和动脉管壁沉积，对预防冠心病、动脉硬化有益。黑大豆，味甘，性平，功效利水下气、活血解毒。《本草纲目》云"每晨水吞黑豆二七枚，谓之五脏谷，到老不衰"。本品原方用治脑卒中所致不语，即今天所说的脑血栓形成的不语证。有病治之，无病养之，经常食用"令人长生"。

方二

[组成] 枸杞 50 克　白酒 500 毫升

将枸杞洗净，放入瓶中，注入白酒加盖密封，置阴凉干燥处。每 3 日摇动 1 次，15 日后可饮用。每服 10 ～ 30 毫升，或根据个人酒量酌饮，不宜过量，每日 1 次。

[功效] 补肝胃。

[主治] 肝肾精亏所致早衰、早老。

方三

[组成] 罗布麻叶 3 克　枸杞子 6 克

罗布麻叶与洗净的枸杞子放在瓷杯中，以沸水冲泡，温浸片刻。

[服法] 代茶频频饮用。

[功效] 抗衰防老、平降肝阳。

[主治] 本方出自汉代华佗《青囊书》，原名《漆叶青黏散》，后世考证其主要成分为罗布麻叶与枸杞子，为延年益寿方。

（十二）延年益寿名方

许多古代帝王都热衷于追求长生不老之药。随着现代文明的发展，人们逐渐意识到，任何人都不可能长生不老，也不存在使人返老还童的灵丹妙药。但是，服用某些药物确实可以取得抗衰老、延年益寿的效果。

方一

[组成] 陈皮、当归、白芍、枳壳、党参、虎骨（代）各 60 克

　　　　牡丹皮、川贝母、泽泻、鹿角、甘草各 30 克

　　　　白术、茯苓、香附各 120 克　马钱子 15 克　蜂蜜适量

将上述药物一起研成细末。将蜂蜜入锅加适量的清水用小火煮沸。将煮好的蜂蜜与此药末按 1∶1 的比例调和均匀，制成蜜丸（或去药店加工成蜜丸），每丸应重 6 克，成年人可每次服用 2 丸，小儿可每次服用 1 丸。

[按语] 该方的药性不寒不热，平等消补，为阴阳两益的补养方剂，适用于治疗新久咳嗽痰喘、劳伤吐血、下元虚损、偏坠疝气、阴囊潮湿、梦遗滑精、五淋白浊、眼黑头晕、妇女月经不调、赤白带下、产后血瘀、诸虚百损、五劳七伤等病症。老年人若长期服用此药可取得聪耳明目、强壮腰腿、

健体轻身、益寿延年的效果。中年人若长期服用此药可取得开胃健脾、增进饮食、强筋壮骨、增添臂力的效果。幼儿若服用此药可取得消积化食、不生杂病的效果。

方二

[组成] 羊肉 1 块（约重 3500 克，以精肉为佳，应除去筋膜和脂肪）

　　　　肉苁蓉、当归、山药各 300 克　　天冬 500 克　　　　黄芪末 150 克

　　　　人参末 90 克　　白术末 60 克　　　熟糯米末 300 克　糯米酒 4 瓶

将羊肉横向切成两片。将当归洗净，去芦。将山药去皮。将天冬用小火烘软，去芯。将肉苁蓉、当归、山药、天冬一起夹在两片羊肉之间，用麻缕缠扎结实。将裹有药物的羊肉入锅，倒入糯米酒用小火熬煮至酒尽，再加入1000 毫升的清水煮至羊肉呈烂泥状。然后将黄芪末、人参末、白术末、熟糯米末倒入锅中，和上述药物一起搅匀，制成梧桐子大的药丸。在用药初期可每日服用约 100 粒，数日后可增至每日服 300 粒。

[功效] 生血、益气、暖胃、驻颜。

[按语] 适合身体消瘦、行步艰难、大便燥结和患有出血性疾病的中老年人服用。长期服用该药可令人面色红润、精神健旺、手足轻健、血脉通畅。

方三

[组成] 巨胜子（即黑芝麻）、甘菊花、旋覆花、吴白芷、白茯苓、肉桂、荜澄茄、牛膝、覆盆子、熟地黄、远志各 30 克

　　　　旱莲子 22.5 克　　酒适量

将甘菊花、旋覆花除去花萼。将白茯苓除去黑色外皮。将肉桂除去粗皮。将荜澄茄、覆盆子除去枝杖。将远志除去苗心。将旱莲子除去茎叶。将牛膝除去芦头，切成小块，用酒浸泡 2 ～ 3 个小时。将熟地黄用小火烘软。

将甘菊花、旋覆花、吴白芷、白茯苓、肉桂、荜澄茄、牛膝、覆盆子、熟地黄、远志、旱莲子一起研成细末。将此药末与黑芝麻一起碾成匀细的药面。将此药面用酒煮至烂糊状，制成梧桐子大的药丸，可每次服用 40～50 丸，每日服 2～3 次，应在空腹时用温酒送服。在长期服用该药时应忌食羊血、生葱和萝卜。

[功效] 滋血补气、壮元阳、填精补髓。

[主治] 适合有阳痿、少腹不利、小便频数、腰背痛不能久立、腿膝麻冷、难以屈伸、健忘、耳内蝉鸣等症状的中老年人服用。

[按语] 长期服用此药可令人须发返黑、容颜不老、益寿延年。

方四

[组成] 龙骨、熟地黄、当归、桂圆、真虎骨、补骨脂、砂仁、防风、广木香、菟丝子、山楂、炒杜仲、白蒺藜、黄芩、贯众、川芎、酸枣仁各 120 克　甘草、神曲、甜桔梗、木通、牛膝、石膏、浙贝母各 60 克　蜂蜜适量

将上述药物一起研成细末。将蜂蜜入锅加适量的清水用小火煮沸。将煮好的蜂蜜与此药末按 1∶1 的比例调和均匀，制成蜜丸（或在药店加工成蜜丸），每丸应重 9 克，可每日服 1 丸。

[按语] 龙虎丸出自《历代古传秘方》，具有滋阴清火、调和阴阳的功效，是一则养生益寿的良方。该药适合有头目眩晕、自汗盗汗、耳鸣、遗精便浊、四肢无力、食欲不振、面色萎黄、肌肉消瘦、骨蒸潮热、贫血、五劳七伤、诸虚百损等病症的中老年人服用。

方五

[组成] 牛膝、山药、远志、山茱萸、茯苓、五味子、巴戟天、肉苁蓉、楮实子、杜仲各 120 克　小茴香、枸杞子、石菖蒲各 90 克　熟

　　　地黄 150 克　蜂蜜适量

　　将上述药物一起研成细末。将蜂蜜入锅加适量的清水用小火煮沸。将煮好的蜂蜜与此药末按 1：1 的比例调和均匀，制成蜜丸（或在药店加工成蜜丸），每丸应如梧桐子大，可每日服 1 次，每次服 30 丸，在空腹时用温黄酒送服。

　　[功效] 补心生血、滋肾壮阳、坚筋骨、悦色乌发、明目固齿、延年益寿。

方六

　　[组成] 酥油 20 ～ 30 克　粳米 100 克　蜂蜜 15 克

　　先用粳米煮粥，待沸后加入酥油及蜂蜜，同煮为粥，须温热食用。

　　[功效] 补五脏、益气血、滋阴润燥。

　　[主治] 适用于体质虚弱、虚劳低热、肺燥肺痿、咳嗽咯血、皮肤枯槁粗糙以及便秘等。

　　[按语] 酥油为牛乳或羊乳经提炼而成。用牛乳提炼者为牛酥，以羊乳提炼者为羊酥。酥油营养丰富，中医认为其可以滋养五脏、补益气血、润泽毛发。《本草纲目》称："益虚劳，润脏腑，泽肌肤，和血脉"。蜂蜜也是补养佳品，富含多种微量元素，有养阴润燥、润肺补虚、和百药、解药毒、健脾气、悦颜色的功效。用酥油同蜂蜜煮粥，既香甜油润，又增加补益效果。《本草纲目》载："酥蜜粥，养心肺"。肺虚之人，长期服用，颇有裨益。

方七

　　[组成] 黑木耳 10 克　冰糖适量

　　黑木耳温水泡发，加适量冰糖和水，上锅炖至木耳熟软时，即可取下。

　　[服法] 每日 2 次，早晚食用。

　　[功效] 益气养血、活血止血。

227

[按语]木耳为木耳科植物木耳的子实体。生于桑、槐等朽树上，色呈黑褐，形似人耳，故名黑木耳。黑木耳与白木耳的成分大致相近，均含有蛋白质、脂肪、糖类、铁与钙等营养物质，脂肪中还含有卵磷脂和脑磷脂。据研究，木耳能抗血小板聚集，降低血中胆固醇含量，促进小鼠血清中蛋白的合成，并有对抗肿瘤放疗化疗后白细胞下降的作用。木耳善于益气养血、活血止血。另据《随息居饮食谱》记载："木耳甘平，补气耐老、活血……荤素皆佳。"配以冰糖，取其清润之意。高血压、动脉粥样硬化、眼底出血、便秘者可经常食用本品。大便不实者忌用本品。

方八

[组成]当归、人参、白茯苓、草乌、杏仁、何首乌、川椒（去目）、川乌（去皮脐）、五加皮、肉苁蓉、枸杞子、砂仁（净）各15克

木香、牛膝、枳壳、干姜（炮）、虎骨（酥炙黄色）、川芎、香附子、香白芷、厚朴、陈皮、白术、独活、羌活、麻黄、官桂、白芍、半夏（姜汁浸）、生地黄、熟地黄、天麦冬（各去心）、五味子、防风、细辛、沉香、苍术、小茴香（盐水炒黄）各9克 补骨脂、核桃仁、甘草（净）各50克

红枣肉、酥油各250克 白砂糖500克

将上药用细绢袋盛之，用烧酒一大坛浸药3日，放在大锅内用汤浸坛煮4个小时，取起掘1坑埋3日出火毒；取出每用酒1小盅，病在上食后服，病在下空腹服，饮酒毕后将药渣晒干，碾为细末，用好烧酒打糊为丸，如梧桐子大；每服35丸，空心好酒下。

[按语]本方出自《遵生八笺》，原文曰："本方专治男妇远年、近日诸虚百损，五劳七伤，常服补脾养丹田，和气血，壮筋骨，益精髓，身体轻健，明目，安五脏，安魂魄，润肌肤，返老还童，延年益寿，其功不可尽述。"

方九

[组成] 黄精 250 克　天冬 50 克　地黄 150 克　牛骨油适量

取黄精、地黄、天冬，加水煎煮，每 20 分钟取液 1 次，共取 3 次，合并煎液，再以小火熬煮浓缩至黏稠时，加入适量牛骨油，边熬边搅至膏状遂停火。待冷装瓶备用。

[服法] 每次 2 匙，温酒送服，每日 2 次。

[功效] 补精髓，益脑力。

[按语] 本方中选用了 3 味古代常用的补益保健品。黄精，"宽中益气，补五脏，调养肌肉，充实骨髓，坚强筋骨，延年不老"（《饮膳正要》）。地黄，补肝肾，养阴血，填骨髓。研究显示，地黄煎剂对风湿性和类风湿关节炎有与肾上腺皮质激素反应相似的作用。天冬，滋阴补虚，强壮身体。实验研究表明，天冬提取液有抗风湿性关节炎的效用。本方配以甘温之品牛骨油，补中，填骨髓，益气力，久服增年。四物相合，而具补精髓，壮筋骨，延年益寿之功。温酒送服，可通利血脉，并防诸料过于滋腻黏滞。但牛骨油含饱和脂肪酸较多，容易在动脉内膜沉积形成粥样斑块，促进动脉粥样硬化发生。多数植物油中含有谷固醇，能抑制胆固醇的吸收，有利于防治高脂血症及动脉粥样硬化。从既要强筋健骨，又要预防心血管病的角度看，本品宜减少牛骨油的用量，适当的增加植物油，如豆油、玉米胚油、花生油等，其保健作用更为理想。

方十

[组成] 干鸡头实（去壳）、忍冬茎叶（即金银花）、干藕各 500 克

上 3 味为片段，于甑内炊熟曝干，捣罗为末。每日食后，冬汤浸水后服 5 克。

[功效] 久服益寿延年、身轻不老、悦颜色、壮肌肤、健脾胃、去留滞。

方十一

[组成] 鸽蛋 20 只　　莲子 200 克　　鲜奶 750 毫升　　沸水 750 毫升

冰糖 450 克　　食用碱水数滴　　姜（拍裂）1 件

把莲子用食用碱水（加水）腌过，洗擦去皮，用牙签把莲心顶出，洗净，去清碱味。将鸽蛋去壳，分放在 20 只已涂油的豉油碟仔上，入笼慢火蒸熟，待凉取出，候用。烧滚开水，加入姜件、莲子，慢火将莲子滚至够稔，弃掉姜件，落冰糖至溶解，加入鸽蛋、鲜奶，待微沸，分 10 只小碗盛载，上席。

[按语] 鸽蛋为高蛋白、低脂肪的补品，也是妇女美容、老人高血脂患者的理想食品。莲子是滋补品，有安神补气、健脾止泻、益肾固精之效。牛奶含有免疫物质、酶生长因子等多种生物活性成分，被称为"生理活性物质的宝库"。"鸽蛋莲子奶茶"是一款高级滋养甜品。

九　验方中常用中药

不管是验方、秘方、偏方都是由单味中药组成的。因此，如何用药是运用中医方剂的关键。

1. 全面考虑，巧用多效药　在数百味常用中药中，单效能者甚少，多效能者占绝大多数。怎样应用好多效能药物是需要时刻注意的问题。若不能全面考虑，合理应用多功能药，轻则疗效不理想，重则产生不良反应，颜教授十分重视合理应用多效能药物，每从多角度、全面考虑药物的选用，避免专其一点而不及其余。如生山药味甘，性平，功能益气养阴，且兼涩性。临床应用山药时，应从益气、养阴兼涩性三个角度全面考虑，但若见气阴两虚者，即投山药还不够全面，还需询问患者是否兼有便秘或便溏，再决定是否投用。若兼便秘，即不宜投；兼便溏者，则用之为佳。而黄精虽与山药一样，亦能益气养阴，但却兼润肠之功。临床应用当从益气、养阴、润肠三个方面考虑。若气阴两虚兼便秘者用之为佳，而便溏者则不宜。又如当归、川芎、丹参，虽均具活血化瘀之功，但因其性味不同功效上有差异。当归性温，又善补血，兼行气润肠；川芎温燥，善走窜，又能行气散风；丹参性凉，又善凉血清热安神。如此，血瘀兼血虚、气滞、有寒或大便秘结者，用当归为宜，而兼热或便溏者当慎用；血瘀气滞有寒兼风邪或风湿者，用川芎为宜，而兼阴虚有热者则不宜；血瘀血热或兼心烦失眠者，宜用丹参，而阳虚寒滞之瘀血则当慎用。如果只据三药活血化瘀之功，但见瘀血即盲目投用，佳效难得。

2. 扶正祛邪，喜用平和药　颜教授认为，按药力强弱，大致可将中药分为平和、较强、强大三类。这三类药对人体均有良好的作用，关键是合理应用。在常用药中，药力平和及较强者占多数，颜教授十分喜用，每于平和中取效。颜教授认为："人体是一个有机整体，它生机勃勃，具有自我调节与祛邪抗病的本能。机体之所以生病，是由于正气虚，阴阳失调，气血紊乱，脏腑功能失调，抗御力不足所致。正如《素问·评热病论》所云：'邪之所凑，其气必虚'。倘若正气充足，阴平阳秘，气血畅顺，脏腑功能正常，抗邪有力，则并不生，或少生，或病而轻浅，能不药自愈。此即《灵枢·刺论》所云：'正气存内，邪不可干'。所以临证治病，不能唯以克伐祛邪为用，应以调节脏腑功能、调动机体内在因素为要，这是每个临床医生必须遵守的原则。医者指导患者用药治病，无非是创造有利条件，促使机体生理功能尽快复常，以强盛的正气抗抑邪气，绝不能因用药而再伤正气，或造成机体功能的新紊乱。倘若用药猛浪，唯以克伐为用，虽调节效快而易致新紊乱，或攻邪有力而正气必伤，致使原有的紊乱未能调节而新的紊乱又可能出现，或邪气未去而正气被伤。如此，真犹如两军对垒，敌未溃而我先乱，敌未亡而我先伤，怎能克敌制胜，使疾病早日向愈？而合理使用平和之品，则此弊可除，既能和缓调节脏腑功能而不致出现新的紊乱，又能祛邪而不伤或少伤正气。如此，调护正气，充分调动人体内在的抗病因素，邪气得以祛除，疾病痊愈指日可待。"颜老治病无论属内伤或外感，他均喜用和平之品，如解表喜用荆芥、紫苏叶、菊花、桑叶、生姜，清热喜用芦根、山栀、金银花、蒲公英、鱼腥草、淡竹叶，祛风湿喜用秦艽、防风、木瓜、萆薢、桑枝、桑寄生、生薏苡仁等，利水湿喜用茯苓、茯苓皮、猪苓、冬瓜皮、赤小豆、生薏苡仁等，退热喜用茵陈、金钱草、赤小豆等；理气喜用香附、陈皮、乌药、沉香、绿萼梅、佛手、苏梗等，止咳喜用百部、紫菀、款冬花、白前、杏仁等，补气喜用生黄芪、党参、太子参、山药等，补肝肾喜用菟丝子、沙苑子、女贞子、覆盆子等，补阴喜用麦冬、玉竹、枸杞子等。颜老虽喜用平和之品，并不是不用药力较强或峻猛之品，若遇外感热病、咳喘痰盛及心肾阳衰等重症顽疾，他亦常选黄连、生石膏、附子、肉桂、细辛及北五加皮等药力强大之品，但用量往往偏小，如黄连，一般只用常量的 1/2 或 1/3，甚至更少；细辛只用 3～5 克，附子多用 6 克等。用量小，药力亦随之变缓，取药之平和之意以隔其中。

3. 扬长避短，慎用毒烈药 常用中药中有一部分毒烈之品，其性能特点突出，药力峻猛，效速害大，掌握不易。对这类药颜老从扬长避短、用药安全的原则出发，总结了一套应用方法。首先，主张慎用。他十分赞同清人徐大椿的观点，认为用药如用兵"兵之设也以攻疾，亦不得已而后用"，对毒烈药更是如此，用当慎之又慎，不到万不得已，不得投用。其次，根据《本经·序列》"有毒宜制"的原则，主张严格炮制，以缓其毒，如甘遂醋制，巴豆去油用霜，雄黄要净洗无石性等。再次，根据《本经·序列》"若用毒药疗病，先起如黍粟，病去即止，不去倍之，不去十之，取去为度"之原则，主张遵古法从小剂量开始投用，不效逐加，致效即止。绝不能首量即足，致使攻伐太过。最后，主张间隔使用，穿插扶正，不可连续用药攻伐，致使故疾未去，新病又起，或体虚致极，不堪用药。如马某，女，患肾病综合征2年，半年前肢体浮肿，腹大如鼓，投以甘淡渗利之品十数剂而效微，万般无奈，颜老始决定配以峻下逐水之牵牛子。嘱其研末，每服5克左右，致每日泻稀水便2～3次即不必加服，不便稀水再服。若服后腹水已去，可改为隔日用药，以免伤体过重。如此治疗月余，终取泄水排毒之效。

（一）解表药

凡以发散表邪、解除表证为主的药物，称解表药，又叫发表药。

本类药物辛散轻扬，主入肺、膀胱经，偏行肌表，有促进肌体发汗，使表邪由汗出而解的作用，从而达到治愈表证，防止疾病传变的目的。即《内经》所谓："其在皮者，汗而发之"的意思。解表药除主要具有发汗解表作用外，部分要尚兼有利尿退肿、止咳平喘、透疹、止痛、消疮等作用。

香薷 本品性微温，味辛，功能解表祛暑化湿、利水消肿，适用于夏季伤暑的表证，症见吐泻、小便不利、心烦、身痛等。

桑叶 能祛风清热、清肝明目，治外感风热、目赤、头痛等症。其实，桑叶也是止汗良药。元代《丹溪心法》中云："青桑第二叶，焙干为末，空心米饮（米汤）调服，最止盗汗。"

白芷 又名香白芷，为伞形科植物白芷或杭白芷的根。味辛，性温。有祛风解表、散寒止痛、除湿通窍、消肿排脓的功能。现代药理研究证明，白芷除了具有解热、镇痛、抗炎等作用，还能改善局部血液循环，消除色素在组织中过度堆积，促进皮肤细胞新陈代谢，进而达到美容的作用，临床常用白芷治疗风寒感冒、头痛、牙痛、鼻渊、肠风痔漏、赤白带下、痈疽疮疡、毒蛇咬伤等。

荷叶 炎炎夏日不可多得的一味良药，常用于治疗暑热烦渴、暑湿泄泻、脾虚泄泻以及血热引起的各种出血症。现代药理研究表明，荷叶具有降血压、降血脂、减肥的功效。因此，高血压、高血脂、肥胖症患者，可以每天单用干荷叶 9 克或鲜荷叶 30 克左右，煎汤代茶饮。

藁本 本品性温，味辛，入膀胱经，功能祛风、渗湿、止痛，适用于风寒头痛，巅顶痛、偏头痛、风湿骨痛、寒湿腹痛。藁本能直走头顶部，故又可为治头顶部疾病的引经药，但又因督脉与肾经相连，故也能治风寒侵入腰部而致的腰脊冷痛。用量一般为 1.5～9 克。

薄荷 唇形科多年生草本植物薄荷或家薄荷的全草或叶。其性凉、味辛，功能疏散风热，清利头目，透疹，适用于风热感冒、头痛、目赤、咽喉肿痛、口舌生疮、牙痛、荨麻疹、风疹、麻疹初起等症。用量 1.5～6 克。薄荷内含挥发油，其中有薄荷醇、薄荷酮、梓烯、柠檬烯等，其煎剂对人体结核杆菌、伤寒杆菌有抑制作用，挥发油少量内服有发汗解热及兴奋中枢的作用。

蔓荆子 《神农本草经》说它主筋骨间寒热痹、手足拘挛、明目坚齿、利九窍、去白浊，久服苗条耐老。由于其性味辛凉，功偏疏散风热、清利头目，近代多用于治疗风热感冒、正偏头痛、齿痛、目睛内痛、昏暗多泪、湿痹拘挛等，凡因感受风热，或内有郁热而见头痛、红眼目痛、或两眼昏暗多泪、乃至耳鸣、智力不佳者，均可食用。

防风 其味甘、辛，性微温，辛而发散、微温不燥，气味俱升，功善祛风，既散肌表风邪，又除经络留湿，有发汗散风寒除湿的作用。它能治风寒感冒的头痛头晕、身痛等表证和风湿性关节疼痛的痹症，以及因风邪引起的牙关紧闭、口不能张、头项强直、四肢抽搐等症。

治感冒风寒，表现为恶寒发热、无汗而头身痛时，常与紫苏、荆芥、白芷等同用；若感冒风寒湿邪，表现为恶寒发热、无汗而肢体酸重者，常与独活、羌活、荆芥等同用；若为风热感冒，表现为发热微恶风者，又当与荆芥、薄荷、连翘、桔梗等同用。

生姜 姜科植物姜的鲜根茎。味辛，性微温，入肺、胃、脾经。功效为发表，散寒，温中，止呕，治疗感冒风寒，胃寒呕吐，痰饮喘咳，胀满泄泻。其含姜辣素、姜醇、姜烯等。

苏叶 又名紫苏叶，为唇形科植物皱紫苏的叶。味辛，性温，入肺、脾经，功效为发表散寒，理气宽中，安胎，解鱼蟹毒。其含紫苏醛、柠檬烯、蒎烯等。

（二）止咳祛痰药

凡能祛痰或消痰，治疗"痰证"为主要作用的药物，称为化痰药；以制止或减轻咳嗽和喘息为主要作用的药物，称为止咳平喘药。因化痰药每兼止咳平喘作用；而止咳平喘药每兼化痰作用，且病证上痰、咳、喘三者相互兼杂，故将化痰药、止咳平喘药合并一章介绍。

白芥子 本品性温，味辛，入肺、胃经，功能祛痰利气、通络止痛，适用于痰饮咳喘、胸胁胀满、反胃呕吐以及寒痰滞于胸胁、疟疾经久不愈。此外，本品对阴疽，痹痛等症亦有一定疗效。

浙贝母 其性味苦、寒，有清热润肺、化痰止咳、散结消肿等功效，其主要药理作用为镇咳、祛痰、平喘、抗菌。

浙贝母在临床上应用十分广泛，是许多常用方剂的主要组成。浙贝母配伍桑叶、菊花、杏仁、桔梗，可治外感咳嗽。浙贝母与玄参、牡蛎同用，即为"消瘰丸"，治疗淋巴结炎、淋巴结核，有消肿止痛的功用。以浙贝母与天花粉、连翘、蒲公英、当归、青皮等配伍，可治乳痈肿痛。浙贝母配伍苇茎、薏米仁、冬瓜仁、鱼腥草，可疗肺痈。

苍术 菊科植物茅苍术或北苍术的干燥根茎，味辛、苦，性温，归脾、胃、肝经，功擅燥湿健脾、祛风散寒、明目，善治湿困脾胃所致的倦怠嗜卧、脘痞腹胀、食欲不振、呕吐泄泻、痰饮、湿肿，表证夹湿所致的头身重痛、湿痹肢节酸痛重着，夜盲等症。

百部 其性平，味甘、辛，功能润肺止咳，杀虫化痰，适用于风寒咳嗽、吐痰，百日咳，老年咳喘及肺结核。

马兜铃 其性寒，味苦、微辛，功能清肺化痰，止咳平喘，适用于肺热咳喘、痰壅气促，肺虚久咳、咯血、失音、痔漏肿痛等症。用量：一般 3～6 克。

枇杷 蔷薇科植物枇杷的果实，枇杷性味甘、酸，平，具有润燥止咳、和胃降逆的功效，适用于肺热咳嗽，口干烦渴等症。其含有糖类、酒石酸、苹果酸、柠檬酸、鞣质、胡萝卜素、维生素 C 等成分。

款冬花 其性味辛、温，入肺经，有润肺下气、止咳化痰之功。本品辛散质润，温而不燥，为润肺止咳化痰良药，适用于多种咳嗽气喘。无论外感、内伤咳嗽，寒性咳嗽，热性咳嗽，均可选用，故有治疗咳嗽要药之称。但其以温而不热、辛而不燥、甘而不滞为特点，因此对于肺虚久嗽、肺寒痰多之咳嗽最为适用。药理研究表明，款冬花含款冬二醇、山金车二醇、蒲公英黄色素，以及鞣质、挥发油、三萜皂苷、芦丁等成分。

竹叶 本品味甘，性凉，功能退热安眠、化痰定喘、止渴消烦，适用于心烦、失眠、小便黄赤诸症。用量 3 克左右。

草果 姜科植物草果的果实，性味辛、温，入脾、胃经，含挥发油等，功能燥湿除痰、祛寒止痛、消食化积。元代名医李杲说它能"温脾胃，止呕吐，治脾寒湿、寒痰，益真气"，《饮膳正要》认为它能"治心腹痛，止呕，补胃，下气"。《本经逢源》记载它有"除寒，燥湿，开郁，化食，利膈化痰，解面食、鱼、肉诸毒"的功用。

（三）消食导滞药

凡以消积导滞、促进消化治疗饮食积滞为主要作用的药物，称为消食药，又叫消导药。

消食药多味甘，性平，主归脾、胃二经，功能消化饮食积滞、开胃和中，主要用治饮食积滞，表现为脘腹胀满、嗳腐吞酸、恶心呕吐、不思饮食、大便失常等脾胃虚弱所致的消化不良。

鸡内金 家鸡的干燥砂囊内膜，俗称鸡肫皮。味甘，性平，入脾、胃、小肠、膀胱经，具有消积滞、健脾胃、蠲除痰饮、利水消胀、活血通经、化瘀通络、通淋消石、运化药力等功效。临床用于治食积胀满、呕吐反胃、泻痢、疳积、消渴、遗溺、胆结石、牙疳口疮等多种病症，又能除去烦热。

山楂 山楂野果及其加工食品，均有散瘀、消积、化痰、清胃、增进食欲等功效。自古以来，倍受医家重视。对高血压、冠心病、糖尿病等十多种疾病都有显著疗效，是更年期者最理想的食品之一。

神曲 面粉和其他药物混合后经发酵而成的加工品。以面粉、麸皮与杏仁泥、赤小豆粉，以及鲜青蒿、鲜苍耳、鲜辣蓼自然汁混合拌匀，做成小块，放入筐内，盖以麻叶，保温发酵一周，长出菌丝（生黄衣）后，时取出晒干即成。味甘、辛，性温，归脾、胃经，消食之力较强且健脾和中、消食和胃，适用于各种食积不消之证。

麦芽　禾本科一年生植物大麦的成熟果实经发芽干燥而成，全国各地均产，以成熟大麦，水浸约一日，捞起篓装或布包，经常洒水至发短芽，晒干。生用或炒黄用，味甘，性平。归脾、胃、肝经。本品味甘益脾以行气消食，尤以善消面食积滞见长，兼有疏肝回乳之功，为食积不消常用之品，有消食健胃、回乳消胀之功效。

（四）清热解毒药

凡能清热解毒或火毒的药物称清热解毒药。

本类药物于清热泻火之中更长于解毒的作用，主要适用于痈肿疔疮、丹毒、瘟毒发斑、痄腮、咽喉肿痛、热毒下痢、虫蛇咬伤、癌肿、水火烫伤以及其他急性热病等。

在临床用药时，应根据各种证候的不同表现及兼证，结合具体药物的特点，有针对性地选择应用，并应根据病情的需要给以相应的配伍。

热度在血分者，应配伍清热凉血药；火热炽盛者，应配伍清热泻火药；夹有湿邪者，应配伍利湿、燥湿、化湿药；疮痈、咽喉肿痛，应与外用药配合应用。

金银花　历代医药学家对金银花十分重视，称它为清热解毒的圣药。金金银花味甘，性寒，入肺、胃经，具有清热解毒、消肿明目的功效，可治温病发热、热毒血痢、痈疡、肿毒、瘰疬、痔漏等症。

夏枯草　其味苦辛，性寒，可入肺、肝二经，具有清热散结、清肝明目之功效。对肝气郁结所致瘰疬，用疏肝解郁的药物，配合夏枯草清热散结，效果极佳。据现代医药研究，夏枯草有降低血压和抗多种细菌的作用，常用来治疗淋巴结核、甲状腺肿大、乳腺炎、高血压等病。

野菊花　其味苦，性寒，有清热解毒、凉血消肿的功效，它的茎、叶、花均可入药。李时珍的《本草纲目》认为野菊花"治痈肿，疔毒，瘰疬，眼癌"。《上海常用中草药》介绍野菊花"治鼻炎、支气管炎、咽喉肿痛、湿疹、皮肤瘙痒"。

决明子 常用的清肝明目中药，可用于肝胆郁热所致的目赤涩痛、怕光流泪，并能退障消翳。近年来的研究证明，决明子确可"明目"，可以防治老年性白内障、近视眼、夜盲症。

决明子可以护肝。中医认为"肝主目"，目为肝之外候，眼与肝在生理上密切相关。只有肝的疏泄功能正常，气机调畅，精血始能上输入目，使眼发挥正常功能。决明子可以保护肝、清肝，所以可以明目。

胖大海 其味甘，性寒，其有两大功能，一是清宣肺气，可以用于风热犯肺所致的急性咽炎、扁桃体炎以及感冒时身体感到发热、口干、咽痛，同时伴有干咳；二是清肠通便，用于上火引起的便秘。

大黄 其味苦，性寒，入脾、胃、大肠、心、肝经，是中医常用的清热泻火、导滞通便药物，对肠胃积热或其他实证所引起的便秘具有非常好的疗效。但是，要想使大黄起到理想的通便效果，还需要掌握科学的煎煮方法。在煎煮汤药时，一般在其他药物煎好前10～15分钟放入大黄最为合适。

黄连 本品为毛茛科植物黄连的根茎，本品味苦，性寒，主要有清泻心胃火热、凉肝胆、解热毒的作用，并有燥湿作用。四川产者效力较好，故又名川黄连。用量一般为1～6克或9克。但阴虚烦热、脾胃虚泻、气虚作泄等忌用。本品含小檗碱、甲基黄连碱等多种生物碱，其粗提取物与小檗碱对多种革兰阳性细菌及革兰阴性细菌有良好的抗菌作用，体外能抑制某些病毒、真菌、钩端螺旋体、滴虫、草履虫等。

金钱草 亦名过路黄，为报春花科排草属植物过路黄的全草，金钱草味苦、酸、性凉，具有清热解毒、利尿排石、活血散瘀等功能。有利胆作用，可治肝、胆、泌尿结石以及胆囊炎、黄疸型肝炎、水肿等病。本品含有黄酮类、苷类、氨基酸、胆碱等化学成分。此外，还对金黄色葡萄球菌有抑菌作用。

黄芩　本品为唇形科植物黄芩的根，黄芩味苦，性寒，是常用的清热药，适用于阳盛体质所致的咽痛、牙痛、口腔溃疡、扁桃体肿痛、大便干结、肺热咳嗽等。本品含黄芩苷等，有退热、利尿及降低血压的作用，对痢疾杆菌、伤寒杆菌、大肠埃希菌、百日咳杆菌、肺炎双球菌皆有抗菌作用，对流行性感冒病毒有一定抑制作用。用量一般为 3～9 克。脾胃虚寒者禁用。

（五）祛风除湿药

凡以祛除风寒湿邪，解除痹痛为主要作用的药物，称祛风湿药。

祛风湿药主要具有祛风散寒除湿的作用。此外，部分药物还分别具有舒筋活络、止痛、强筋骨等作用。适用于风寒湿邪所致的肌肉、经络、筋骨、关节等处疼痛、重着、麻木和关节肿大、筋脉拘挛、屈伸不利等证。

刺五加　五加科植物刺五加的根茎，性温，味辛、微苦，有益气健脾、补肾安神、祛风除湿等功效。《神农本草经》将此药列为上品，可治"男子阳痿、囊下湿、小便余沥；女人阴痒及腰脊痛、两脚痛痹风弱、五缓虚羸，补中益精、坚筋骨、强志意，久服轻身耐老。"

独活　其主产于湖北、四川、浙江、安徽等地，春秋两季采挖，除去残茎、须根及泥土，阴干或烘干，切片入药，生用或炒用，味辛、苦，性温，归肝、膀胱经。本品辛散苦燥，祛风除湿，功近羌活，而作用偏下偏里，善治伏风头痛及腰膝部风湿痹痛，有祛风湿、止痹痛、解表之功效。

乌梢蛇　游蛇科动物乌梢蛇除去内脏的全体，全国大部分地区有分布，夏、秋二季捕取。用酒闷透，晒干切段入药。味甘，性平，归肝经，有祛风通络、定惊止痉之功效。

木瓜　其味酸，性温，归肝经，功能祛风湿，止痹痛，解表。本品酸温入肝经能益血舒筋而活络，入脾经能化湿调中而和胃，凡湿阻脾胃、肝旺筋急之证，均为常用，为肝脾二经要药。

伸筋草　其味苦、辛，性温，归肝经，祛风湿，舒经活络，用于风湿痹痛、四肢关节酸痛、屈伸不利、皮肤不仁等。本品能祛风湿、舒筋络，常可单用煎服，或与虎杖、木瓜、络石藤等同用；对于跌打损伤，取其舒筋活络，多与乳香、没药、桃仁、红花等配伍。煎服，10～25克。

（六）止血药

凡以制止体内外出血为主要作用的药物，称止血药。

止血药均具有止血作用，因其药性有寒、温、散、敛之异，所以其具体作用又具有凉血止血、化瘀止血、收敛止血、温经止血的区别。止血药分为凉血止血药、化瘀止血药、收敛止血药、温经止血药四类，主要适用于内外出血病证，如咯血、咳血、衄血、吐血、便血、尿血、崩漏、紫癜以及外伤出血等。

三七　五加科植物人参三七的干燥根，内含大量三七皂苷，有12种以上皂苷的混合物，有些与人参中的皂苷类似。实验证明，三七粉或浸泡液能缩短动物的血凝时间，对内脏如肝、脾等出血有良好的止血效果，对各种出血性病症的咯血、尿血、眼出血，使用三七均能获得明显疗效。此外，三七还能扩张冠状动脉，增加冠脉流量，降低血压，减少肌耗氧量，提高动物缺氧的耐受能力，因而具有抗心肌缺血作用。

大蓟　其味甘，性凉，有凉血、止血、祛瘀、消痈肿的作用。据研究，大蓟能降低血压，对结核菌等有较好抑制作用。

地榆　蔷薇科植物地榆的根，主产于江苏、浙江、山东、河北等地，春秋两季采挖，洗净，晒干。味苦、酸，性微寒，归肝、胃、大肠经，有凉血止血、解毒敛疮之功效。本品苦寒清热凉血，味涩又具收敛之性，长于凉血止血，作用重在下焦，主治下焦火盛，血热妄行之证。外用兼能解毒敛疮。

侧柏叶　为柏科常绿乔木植物侧柏的嫩枝及叶，各地有栽培，全年可采收，剪下小枝，阴干，切断。味苦，性微寒，归肝、大肠经，性凉，善泄血分之热而止血，且作用部位偏下，尤以下部出血应用更多，有凉血止血、化痰止咳之功效。

（七）活血化瘀药

凡以通畅血行，消除瘀血为主要作用的药物，称活血化瘀药，或活血祛瘀药，简称活血药，或化瘀药。

益母草　本品为唇形科植物益母草的全草，其性凉，味辛、苦，功能调经活血，祛瘀生新，利尿消肿，适用于月经不调、痛经、闭经、恶露不尽、急性肾炎水肿。本品含益母草碱，植物甾醇以及多量氯化钾等，有明显的兴奋肠管及子宫平滑肌的作用，有降低血压和增加冠状动脉血流量，改善微循环，减慢心率及抗血小板凝集的作用。用量一般为6～9克。

虻虫　有破血之功，遍行经络，能祛除真气运行难到之处的瘀血。

䗪虫　有破血、搜剔血积之功，接补筋骨折伤又为其专能。用量一般1.5～3.5克。入汤剂可稍多，入丸散可稍减。孕妇及无瘀血者忌用。

鸡血藤　其性温，味苦、甘，入肝、肾经，功能补血、通经，适用于血虚所致的闭经、月经延后、通经、肢体关节麻木等病症。

丹参　其性微寒，味苦，功能活瘀血、生新血、凉血、安神，适用于心绞痛、月经不调、痛经、闭经、血崩带下、癥瘕、结聚、瘀血腹痛、骨节疼痛、惊悸不眠、恶疮肿痛等症。

红花　其味辛，性温，辛散温通，有活血、行瘀血的作用，能消除因瘀血引起的发热，多用可以行瘀血、通月经，适用于因瘀血不行导致的经闭、难产或产后瘀阻腹痛及跌打损伤瘀血作痛等症，少量用又起养血的作用。

桃仁　其性平，味甘、苦，入心、肝、大肠经，功能活血行瘀润燥滑肠，适用于痛经、闭经、产后瘀阻腹痛、癥瘕积块、跌打损伤、肺痈、肠痛、肠燥便秘、皮肤血热燥痒、血滞风痹等。

苏木　其性平，味甘、咸，入心、肝、脾经，功能行血祛瘀，消肿止痛，同时兼治跌打损伤、瘀血作痛，适用于妇女血瘀血晕、痈肿，跌打瘀痛。

白蒺藜　蒺藜科一年或多年生草本植物蒺藜的果实，《神农本草经》将其列为上品，称其"久服长肌肉，明目轻身"。目前临床主要用作疏肝明目、祛风行血药使用，但也有不少古籍说它有补益之功，如《本草纲目》说："白蒺藜补肾，治腰痛泄精，虚损劳乏"。近年的研究发现，刺蒺藜还含有精神健康活性和抗食欲活性，前者对抗衰防老是有益的，后者则可能会帮助减肥。用量一般6～9克，但血虚气弱者及孕妇均慎用。

川芎　其味辛，性温，有行气活血，祛风，开郁作用，对妇女月经不调，经闭，行经腹痛，难产，关节疼痛，麻木不仁，胸闷诸症均有效。用量3～12克。

穿山甲　其性寒，味咸，有毒，功能通经络活瘀血、消痈肿、下乳汁，性善走窜，能直达病所，适用于痔疮肿痛、痈疽疮毒，并治因吹奶所致的乳汁不通、乳房肿痛生痈。此外，对肢体拘挛或强直、疼痛不能屈伸亦有效。

荆三棱　其味苦，性平，能破瘀血，消腹中积聚，治妇女瘀血不行，月经停闭，又能行气，治气血不得流通的疼痛。但由于本品药性攻散，能伤人的正气，所以体质虚弱者应当禁止使用。

水蛭　其性平，味咸、苦，归肝经，有破血、逐瘀、通经的功效，可用于瘀血阻滞引起的妇女闭经、腹部包块、干血成痨，跌打损伤引起的青紫肿痛等症。

延胡索　其又名元胡，味辛、苦，性温，主要作用是活血行气。前人认为它能"行血中气滞，气中血滞"。通过活血行气而能治一身上下、心腹腰膝、内外各种疼痛。

（八）行气药

凡以疏理气机、治疗气滞或气逆证为主要作用的药物，称为理气药，又叫行气药。

理气药性味多辛苦温而芳香，其味辛能行散，味苦能疏泄，芳香走窜，性温能通行，故有疏理气机的作用。因本类药物主归脾、肝、肺经，故有理气健脾、疏肝解郁、理气宽胸、行气止痛、破气散结等不同功效。

陈皮　橘子的皮，以色红日久者为最佳，故名陈皮，又称红皮。其味辛、苦，性温，入肺脾二经，具有理气健脾、燥湿化痰的功效。临床运用广泛，深受医生和患者的青睐。

乌药　其入药首载于《开宝本草》，它性温，味辛，入肝、脾、肾经，具有顺气、开郁、散寒、止痛等功效，能治气逆、胸腹胀痛、宿食不消、反胃吐食、寒疝脚气、小便频数等。

佛手　其为芸香科植物佛手的果实，含柠檬油素、香叶木苷、橙皮苷、果皮含挥发油，佛手柑醇提取物对乙酰胆碱引起的兔肠痉挛有显著的解痉作用。中医学认为，其味辛、苦、酸，性温，主要功用是理气和中、疏肝解郁，适用于肝气郁结而致的胃脘痛、胸闷胁胀、食欲缺乏、呕吐等症。用量一般为 5～9 克。

苏梗　唇形科植物皱紫苏或尖紫苏的茎枝，含挥发油，油中主含紫苏醛、左旋柠檬烯等。中医学认为，其味辛，性温，功能理气疏郁、和胃安胎，适用于治疗胸脘痞闷、气滞腹胀、嗳气呕吐、胎动不安。用量为 4.5～9 克。

葶苈子　十字花科植物独行菜或播娘蒿的种子，内含脂肪油、芥子苷等，还有谷甾醇及强心苷成分，可使心脏收缩加强，心率减慢，对衰竭的心脏，可增加血液的输出量，降低静脉压。中医认为，其性寒，味辛、苦，功能下气行水，适用于肺壅喘息、痰饮咳嗽、水肿胀满等症。用量 3 ～ 9 克。

香附 中医认为，其性平，味辛、微苦，功能理气解郁、止痛调经，适用于肝胃不和、气郁不舒所致胸腹胁肋胀满、痰饮痞满、月经不调等症。用量一般 3 ～ 9 克。但气虚血燥者慎用。

旋覆花 其味咸，性温，性降，能行痰水、降肺胃之逆气，消坚软痞（指胸腹痞满，按之不痛的病症），治噫气（又称嗳气，指气从胃中上逆，胃出有声，其声冗长的病症），亦能通血脉，益颜色。外用可治月蚀耳疮、小儿眉癣等影响美容的病症。

桂枝 《神农本草经》列为上品，有温通一身阳气，流畅周身血脉的功效，古人谓其"久服通神，轻身不老"。年老之人多阳气虚衰，易致血瘀湿阻，外邪内侵。而服用本品则可防治老年人易患的关节炎、浮肿、胸痹等病，令人健康长寿。用量 3 ～ 10 克，可入汤、丸、散、酒剂，但温热病、阴虚阳盛之证、血证等患者及孕妇忌服。

（九）利水消肿药

本类药物性味甘淡平或微寒，淡能渗湿，偏于利水渗湿，服药后能使小便通畅，尿量增多，故具有利尿消肿作用。用于水湿内停之水肿、小便不利，以及泄泻、痰饮等证。临证时则宜根据不同病证之病因病机，选择适当配伍。

鲤鱼 其肉性温，味甘，入脾、肝、胃、肺经，其含蛋白质、脂肪、糖类、氨基酸、维生素（B_1、B_2、A、C）、钙、磷、铁等。有健脾益胃、利水消肿、通乳安胎之功效，适用于小便不利、水肿胀满、体虚瘦弱、黄疸烦渴，以及妊娠水肿、胎气不安、乳汁不通等症的调补。

（十）补益药

凡能补益正气，增强体质，以提高抗病能力，治疗虚证为主的药物，称为补虚药，亦称补养药或补益药。

虚证的临床表现比较复杂，但就其"证型"概括起来，不外气虚、阳虚、血虚、阴虚四类。补益药也可根据其功效和主要适应证的不同而分为补气、补阳、补血、补阴四类。

◎补气药

灵芝草 此药既补肺气，又补肾气，适用于肺肾两虚所致的咳嗽、气喘、虚劳等，如灵芝糖浆可治疗咳嗽、气喘。灵芝与人参配伍，可治疗由各种慢性疾病所致的面色萎黄、体倦乏力、短气懒言、两足痿弱等症。若久服之，可预防和治疗常见的冠心病、慢性气管炎、高脂血症、支气管哮喘等症，以及各种原因引起的白细胞减少，从而起到延年益寿的作用。

甘草 入药分生甘草和炙甘草两种。《神农本草经》载："久服轻身延年。"经现代研究证明，甘草具有肾上腺皮质激素样功能，可协调物质代谢，能增强机体对恶劣环境的适应能力，并具有抗溃疡、抗炎、抗肿瘤、镇咳、镇痛、降血脂、解毒等功效，因此能够防治多种老年性疾病，从而起到延年益寿的作用。中医认为，甘草味甘，性平，能入十二经，具有补益脾气、益胃消痞、解毒疗疮、缓急止痛、润肺止咳、和药调剂等功效，是最常用的中药之一。

黄芪 为重要的补气药，不但能补脾气，全身之气能补益。现代研究证明，黄芪具有健体、强心、降压、保肝、利尿、抗菌、抗病毒及激素样作用。年老气虚之人，常服可提高机体的抵抗力、防病健身、延年益寿。代表药膳是归芪蒸鸡，即用炙黄芪100克、当归20克、1500克母鸡1只作原料，再加入绍酒 30 毫升，味精 3 克、胡椒粉 3 克、食盐 3 克。具体做法是，将当归、黄芪由鸡的裆部装入腹内，腹部向上，摆上葱、姜，注入清汤、加入食盐、绍酒、胡椒粉、沸水，旺火上蒸约 2 小时取出。

白术　菊科多年生草本植物白术的根茎，味甘、苦，性温，归脾、胃经，功能健脾益气，燥湿利水，止汗，安胎，善治脾气虚弱所致神疲乏力、食少腹胀、大便溏薄、水饮内停、小便不利、水肿、痰饮眩晕、湿痹酸痛、气虚自汗、胎动不安等症。临床对脾虚有湿，食少便溏或泄泻者，常与人参、茯苓等同用，如四君子汤；脾虚中阳不振，痰饮内停所致胸胁支满、目眩心悸、短气而咳、舌苔白滑者，则与茯苓、桂枝等配伍，如苓桂术甘汤。

人参　冬令补品中最常用，最受欢迎的补药之一。人参在传说中医中药上占有极高地位。中医认为，人参味甘、微苦，性温，具有大补元气、健脾益肺、生津止渴、安神除烦等作用，被广泛用于气虚、气血两虚之证，以及心血管疾病、呼吸系统疾病、免疫系统疾病、过敏性疾病、肿瘤等疾病的治疗、调养和预防。

西洋参　亦叫花旗参、广东人参、西洋人参，原产于美国、加拿大、法国，现在我国也有栽培。实验证明，西洋参所含的皂苷有显著的抗疲劳、抗利尿、抗氧化能力，对大脑有镇静作用，对生命中枢有中度的兴奋作用。西洋参味甘苦，性凉，对于气虚所致所少气、口干口渴、乏力等症有较好的疗效。可吞服，西洋参研为细末，每次服 3 ～ 5 分，温开水送下；亦可煎服，多单独水煎、每剂五分至 1 钱，煎时多用文火；还可代茶饮，或与其他煎好的药汁同服。对于气阴两伤者，可与淮山药、百合、鸭、鹅等煮汤饮用。但体质虚寒、阳气虚者忌用，如腹中冷痛、喜热饮食及痰多口腻者，皆不能用。保存时要防虫蛀、防霉、宜放于阴凉干燥处保存，或干燥后密封保存。

山药　一种很好的廉价补品，它内含黏液质、淀粉酶、胆碱、蛋白质、脂肪、维生素、糖类和矿物质等多种成分，其中的淀粉酶又称消化素，能分解成蛋白质和碳水化合物，故有滋补之效。山药味甘，性平，不寒不燥。

《食用本草学》说它"可以煮食，或作饭菜，或作点心，都很甘美"，可谓色、香、味三绝的补益佳品，并提倡"多服常服"。凡属年老体弱之人，经常吃些山药，对于身体是大有裨益的。山药用量 10～30 克，入煎、散剂，煮山药时，最好不用铜器和铁器。大便燥者不宜用。

茯苓 潜生于松树根间吸收根纤维中的养分而成长的高级真菌，为多孔菌科真菌茯苓的球状或块状干燥菌核。茯苓乃是医家常用的中药，又是滋补食品。中医认为，茯苓有益心脾、利水湿、安魂魄的功能，其药性缓和，补而不峻，利而不猛，既能扶正，又可祛邪，可治疗水肿、失眠、痰咳、心悸、健忘、腹胀、腰酸腿软等多种病症。以茯苓配伍其他药制作成多种药膳，如宋代文学家苏东坡、清朝慈禧太后喜食的茯苓饼，就是用 80% 的白面粉与 20% 的茯苓（研成细粉），用水适量调和，做成饼食用，常食可强身健体，延缓衰老。也可用茯苓粉 30 克，红枣 20 枚，粳米 60 克，冰糖适量，加水煮成粥，代早餐服食，可补益脾胃、利水渗湿，对腹胀肠鸣、大便溏泻、倦怠乏力、食少纳呆者尤有良效。

莲子 此物寿命很长，达千年之久。《本草备要》说"落田野中者，百年不坏，人得食之，发黑不老"。莲子被《神农本草经》列为上品，历代许多本草著作均记述莲子可延年益寿，常服本品，可补肾、健脾、养心，起到抗老的作用。如《寿世保元》的阳春白雪糕，以本品配白茯苓、淮山药、糯米、陈仓米、白砂糖等，蒸熟做成糕，每次取莲子粉 15～20 克，粳米或糯米 100 克煮粥，早晚食用，可以治疗年老体弱、慢性泄泻、多梦失眠、夜间多尿等，令人强健。莲子食用时须开水煮过，剥掉外皮，去掉莲心（绿色的胚芽）每服 9～18 克，入汤、丸、散、粥剂，但脘腹胀满及大便干燥者忌服。

◎补血药

本类药物的药性多甘温或甘平，质地滋润，能补肝养心或益脾，而以滋生血液为主，有的还兼能滋养肝肾，主要适用于心肝血虚所致的面色萎黄、唇爪苍白、眩晕耳鸣、心悸怔忡、失眠健忘，或月经愆期、量少色淡、甚至经闭，脉细弱等证。

当归 其味甘、辛、苦，性温，归肝、心、脾经，功能补血活血，润肠通便。《本草备要》谓其："血虚能补，血枯能润"，故对气血生化不足，或气血运行迟缓以及血虚肠燥便秘者，常服效佳。又因养血调血有良效，故是妇科常用保健良药。临床实践表明，当归有抗贫血、抗维生素 E 缺乏症及镇静、镇痛、降血脂等作用，能增加冠状动脉血流量，对子宫有双向调节作用。因而，是一味重要的保健中药。凡虚损不足，气血虚弱者，皆可常用。脾虚湿盛之食欲不振、脘腹胀满、腹泻、舌苔厚腻者忌用，阴虚火旺者慎用。水煎，每剂用量 3～5 钱，文火煎，内服，亦可入丸、散、熬膏，或浸于酒中服用。

白芍 毛茛科植物芍药除去外皮的根，含挥发油、苯甲酸、鞣质、芍药碱等，能降低实验动物的肠、胃、子宫的平滑肌张力，芍药苷对中枢神经系统有抑制作用。

中医认为，其性微寒，味苦酸，功能养血敛阴、柔肝止痛、平抑肝阳，适用于月经不调、崩漏、经行腹痛。自汗盗汗，肝气不和所致的胁痛、腹痛、手足拘挛疼痛，肝阳上亢引起的眩晕、头痛等症。用量 5～10 克。反藜芦。

熟地黄 由地黄加黄酒拌合蒸制而成，其味甘，性微温，功能滋阴补血。《本经》有"填骨髓，长肌肉……久服轻身不老"的记载。《本草经疏》誉其"补肾家之要药，益阴之上品""凡脏腑之不足，无不可得其滋养"。现代研究证明：地黄有显著的强心作用，特别是对衰弱的心脏，其作用更明显。此外，地黄尚有抗炎和保肝作用。近来的实验研究结果还证明，地黄能防止细胞老化，增强神经的反射功能。这些资料表明，地黄不仅具有强壮功效，而且具有抗衰老作用。熟地黄久服时，宜用砂仁拌（或佐用一些砂仁），以免妨碍食欲，使胸脘发闷。用量一般 9～24 克。

阿胶 近年来有以猪皮熬制的新阿胶，可代替驴皮阿胶使用。本品味甘，性平，有补血止血、滋阴润肺、调经安胎等作用，为历代喜用的滋补珍品。《水经注》即有"岁常煮胶，以贡天府"的记载，故有贡胶之称。《本草纲目》更是称其为"圣药"，它与人参、鹿茸并称中药的"三宝"。据研究，阿胶主要是由胶原及其部分水解产物合成的，含氮 16.43％～16.54％，基本上是蛋白质。药理实验结果表明，阿胶能促进红细胞及血红蛋白的生成，并能改善动物体内的钙平衡，使血钙升高。此外，阿胶还有防治进行性肌营养障碍的作用。

用量一般为 5～9 克，若舌苔厚腻、食欲不振、大便溏泄者，均不适用。

枸杞 本品味甘，性平，能养阴补血，益精明目，久服延年益寿。现代药理研究证明，枸杞有预防脂肪肝，拟胆碱样作用；根皮煎剂有降血糖作用；对恶性肿瘤患者，能提高其巨噬细胞吞噬率及 T 淋巴细胞转化率，具有调节免疫功能的作用。临床多用于老年性疾病及虚损性疾病。对枸杞有延寿作用的认识由来已久，在殷代的甲骨文《诗经》《山海经》中均有记载。历代《本草》还述及其有明显增强人体性功能的作用，故民间有"去家千里，勿食枸杞"之说。每服 6～18 克，可煮粥、嚼服，但外感邪气、脾虚夹湿者忌服。

龙眼肉 又称桂圆，其肉质细软，液味浓厚，甘甜如蜜，芳香溢口。清代医家王孟英夸它为"果中神品，老弱宜之"。经试验，龙眼肉有一定的抗衰老作用，因为它能抑制使人衰老的一种酶的活性，这种酶是近年发现的黄素蛋白酶，其活性升高可加速机体的老化过程。龙眼肉中还含有丰富的蛋白质和维生素 C 等，故龙眼肉是不可多得的抗老补品。梁代陶弘景在《名医别录》中指出：龙眼肉久服"轻身不老"。在我国医药典籍中，还记载了不少龙眼肉抗衰老的药膳，很有实用价值。

◎补阴药

本类药物的药性大多甘寒（或偏凉）质润，能补阴、滋液、润燥，而以治疗阴虚液亏之证为主。故历代医家相沿以"甘寒养阴"来概括其性用。"阴虚则内热"，而补阴药的寒凉性又可以清除阴虚不足之热，故阴虚多热者用之尤宜。

玉竹　又名葳蕤、玉参、尾参。为百合科黄精属植物玉竹的根状茎。味甘，性微寒，入肺、胃经，功效为养阴润燥，生津止渴。含玉竹铃兰苷、铃兰苦苷、山奈酚苷、维生素 A 原、淀粉及黏液质等。本品虽性质平和，但仍为滋阴润燥之品，故脾虚有湿痰者不宜服用。

冬虫夏草　一种十分珍贵的稀有药物，它主要生长在海拔达三千米以上的青藏高原。冬虫夏草既不是虫，也不是草，而是与香菇、蘑菇同属真菌家族。现代医学研究表明，冬虫夏草内含丰富的真菌多糖、虫草素、甘露醇等多种纯天然物质。冬虫夏草的有效功能因子能增强人体巨噬细胞的吞噬作用，提高机体免疫能力，促进新陈代谢，调节机体平衡，具有抑菌、抗癌、抗衰老等功能，对各种慢性消耗性疾病有很好的效果。其珍贵价值与人参、鹿茸、麝香相同，被誉为"东方四大珍宝"，它作为药用补品，在我国历史悠久，是一种阴阳平补的精品、佳品，尤宜于滋阴润肺，止咳平喘，也可作为身体虚弱，病后滋补调养之珍品。

何首乌　其味苦、甘、涩，性微温，制用功在补肝肾、益精血，生用润肠通便，不仅为滋补强壮之佳品，亦为乌发、悦颜、润泽肌肤之要药，常与牛膝、熟地黄、当归配用。此外，何首乌为重要的抗衰老药物之一，因为它有促进红细胞发育，降低胆固醇，抗动脉硬化和轻泻等多种药理作用。若妇女因气虚所致的子宫脱垂，可用何首乌 24 克，鸡蛋 2 个，水煎服，早晚各服 1 次，配合补中益气丸。

黄精　其味甘，性平，具有补气、润肺、生津等功效，用于病后体弱、头晕、腰酸、慢性咳嗽及糖尿病等症，还可用于皮肤病。《奇效良方》中补虚益精气用黄精、枸杞等分捣作饼，晒干研末，炼蜜为丸。《圣惠方》用黄精、蔓菁各 1000 克蒸晒研为末，日服 2 次，每次 5 克，治肝血虚引起的视物模糊。

令人惊奇的是，有人对广西巴马县长寿老人的调查发现，他们是常食用黄精的。黄精滋膏很多，性滋腻，凡舌苔厚腻、胸闷胃呆、咳嗽痰多或大便滑泻者，不宜服用。

紫河车 又名胎盘，是健康妇女娩出的新鲜胎盘，经过洗净烘制干燥后入药，其性温，具有大补气血，益精补肾的功能，是一味常用的滋补强壮药，用它可治气血两亏、脾虚食少、肺虚咳嗽、流产不孕等症。紫河车又具有抗衰老的作用。据报道，苏联正在研究试验"可活到二百岁以上的长寿法"，其方法就是长期注射胎盘血清。他们选择45—89岁的25人进行11年试验后，这些受试者的衰老现象明显地减慢，其中有些人还显得更为年轻。

麦冬 《神农本草经》视为上品，称之久服轻身、不老、不饥。古来即被推为复脉通心之剂。《备急千金要方》生脉散，以麦冬、人参，五味子成方，有益心气生血脉之效，可用于治疗冠心病、心绞痛及各种休克。《图经本草》以新麦冬捣绞和白蜜于银器中汤煮、搅动，待如饴糖状，置酒化服，认为其有补中益心、悦颜色、安神益气，延年益寿之效。现代实验证明，麦冬能改善人的心脏功能，对胰岛细胞和血管中枢功能有改善作用，有强心、强壮之效，并消炎、镇咳、祛痰、平喘、利尿，对常见的冠心病、心绞痛、肺结核、慢性支气管炎等有预防和治疗作用。每服 10 ～ 30 克，但脾胃有寒泄泻及痰饮者不宜用。

山茱萸 其有补肝肾、涩精气、固虚脱、强力长年、防衰老的功能，是中医长寿植物药之一。近代研究证明，山茱萸可对抗化疗、放疗的不良反应，提高机体免疫功能的作用，被视为抗老延寿中药。如《扶寿精方》的草还丹，以山茱萸、补骨脂、当归、麝香为蜜丸，具有益元阳、补元气、固元精、壮元神的效果。每服 10 ～ 30 克，可入煎、丸、散剂，亦可浸酒、熬粥服用，但命门火旺及素有湿热者忌用。

墨旱莲 其味甘、酸，性凉，补益肝肾、凉血止血。《滇南本草》曰其："固齿、乌须"，《本草纲目》亦言其："乌须发、益肾阴"。临床证明，单用鲜者适量捣敷，对阴血不足、发易脱落者，有使黑发易生之效；眉发脱落者，也可涂之。由于墨旱莲又能凉血止血，故适用于吐血、衄血、咳血、尿血、便血、血淋等病症。每服 10 ～ 30 克，入汤剂、熬膏、捣汁或入丸、散剂。但脾肾虚寒者忌用。

石斛 其味甘，性平，入肺、胃、肾经。其成分含生物碱、黏液质、淀粉、石斛胺，生物碱中主要为石斛碱、石斛次碱，其作用有：① 补虚强身、滋阴不腻，常服可健身益寿。石斛有升高白细胞、增强免疫作用。② 滋养胃阴，治疗胃阴虚所致的口渴、食欲不振、胃痛等症。③ 滋阴清热，治疗阴虚有热所致之症。④ 明目益精，治疗肝肾阴虚所致的目疾和精子少。恶凝水石、巴豆，畏雷丸、僵蚕。

鳖甲 鳖之背甲，其性平，味咸，功能滋阴潜阳、散结消肿，适用于肾阴不足所致潮热盗汗，或阴虚阳亢，热病伤阴，阴虚风动所致久疟、胸胁作痛、月经不通及癥瘕积聚等症。

五味子 其性温，五味俱全，但以酸咸为主，功能敛肺滋肾、涩精止遗，生津敛汗，宁心安神。本品有良好的补虚健身作用，常服能使人增强体力，单用即有效。据药理研究，五味子对神经系统能使其兴奋和抑制过程加强，促进两者的平衡，有利于神经衰弱的恢复，并能改善人的智力活动，提高工作效率。也能增强体力，且能增强机体对非特异性刺激的防御能力。

桑椹 桑树的果实，可"滋补肝胃，充血液，聪耳明目，安魂镇魄"，是更年期者不可多得的保健滋补食品。本品可以挤汁，熬膏，酿酒，制蜜，都有很高的营养价值及抗衰老作用。

百合 百合科植物鳞茎的磷叶、鳞片似莲，由于其鳞茎由众瓣合成，而被称作百合。它白如凝脂，润似琼玉，醇甜清香，营养丰富，是滋补妙品。百合含有淀粉、蛋白质、脂肪、钙、磷、铁、少量维生素及多种生物碱。中医认为，百合味甘、微苦，性平，具有润肺止咳、清心安神、补虚强身的功效，可治疗体虚肺弱、肺结核、咳嗽、咯血等症。

百合的食用方法有多种，或加水和冰糖清煮，或配米煮制成粥。《食物本草》上说：百合"干者作粮食，最宜人"。每年秋后，当新鲜百合上市时，用它和好稻米、冰糖熬制的百合粥，在江南一带颇受人们欢迎。新鲜的百合与肉片同炒，即为色香味俱佳的百合肉片。

哈士蟆油　此属高级强壮滋补品，它是雌性哈士蟆的干燥输卵管，它具有补肾养精、滋肺养阴的功效。对于体虚乏力、神经衰弱、精力不足、肺虚咳嗽及其他消耗性疾病，有很好的补益和治疗效果。其一般吃法是：取哈士蟆油3～6克，清水一碗，泡一夜，翌日加冰糖适量炖服，或与白木耳一起蒸服。但本品对胃脘满闷、食欲不振，痰多、苔厚腻者忌用。

◎补阳药

本类药物味多甘温或咸温或辛热，能温补人体之阳气。因肾阳为一身之元阳，乃诸阳之本。肾阳之虚得补，就能温煦其他脏腑，从而消除或改善全身的阳虚诸证，故本节介绍的补阳药，大多是以温补肾阳为主。

菟丝子　旋花科植物菟丝子或大菟丝子的种子，味辛、甘，性平，有补肾益精、养肝明目、乌发悦颜、轻身益寿等作用。《神农本草经》将其列为药之上品，称其"主续绝伤，补不足，益气力，肥健人"。《名医别录》说："久服明目轻身延年"。菟丝子尚能安胎，也是孕期保健药。

沙苑子　豆科扁茎黄芪的成熟种子入药，其味甘，性温，虽为补阳之品，但重在补肾固精，养肝明目。据临床证实，沙苑子有强壮和保肝作用，久服能增神益智，补虚明目，强身延寿。而对虚性目疾尤为必用之品。水煎内服，每剂量6～9克，多者可用至30克，或入丸、散。但阳强易举者忌用。

怀牛膝　苋科植物怀牛膝的根入药，性平，味甘、苦、酸，能补益肝肾，舒筋活血，强壮筋骨。《名医别录》说它有"止发白"的作用，临床上亦可引药下行，作为治疗身体下部疾病的引经药。平时常服怀牛膝，可通畅血脉、强健筋骨、祛病延年。现代研究认为，本品含促脱皮甾酮、牛膝甾酮等成分，具有促进实验动物肝、肾细胞内 DNA 和蛋白质合成的作用。用量为1.5～9克，但滑精、溏泄及孕妇不应使用。

覆盆子 本品性平，味甘、酸，入肾、肝经，功能补肾、固精、缩尿，适用于肾虚所致的遗精、滑精、早泄、阳痿、尿频。

肉苁蓉 滋补良药，为肉苁蓉的肉质茎，功能补肾壮阳、润肠通便、延年益寿。研究证明，本品具有激素、性激素作用，有降压、强心扩冠、强壮、增强机体抵抗力等作用。虚弱性疾病患者，老年性疾病患者服之尤为适合。用量6～18克，但相火旺及脾胃虚弱便溏者忌服。

芡实 其性平，味甘，无毒。据化学成分分析，它含有大量淀粉、蛋白质、脂肪、碳水化合物、维生素 B_{12}、抗坏血酸等成分。芡实有许多的治疗作用，古代多数医药典籍重其固肾涩精、补脾止泻之功，用治遗精、淋浊、带下、小便不禁、大便泄泻诸症。每次用量9～15克，可作煎剂、散剂或丸剂。

杜仲 杜仲科植物杜仲的落叶乔木，是一味名贵中药材。其味甘，微辛，性温，功能补肝肾，强筋骨，安胎，降血压，适用于腰膝酸痛、筋骨痿弱、阳痿、尿频、胎漏欲坠、阴下湿痒等症。

十　验方中常用食物

由于"医食同源"，所以很多食物也有一些药用作用，如下列所述。

（一）水果类

甘蔗　禾本科植物甘蔗的茎秆。味甘，性平、涩，含有糖类、钙、磷、铁等成分，具有止渴生津，宽胸和中的功效，适用于心胸烦闷、反胃、妊娠恶阻、酒毒等症。

李子　其具有清肝热，活血脉的功效。对肝病有较好的保养作用，可促进血红蛋白再生，适合贫血者适度食用。适度食用李子还有美颜乌发的效果。若李子味道苦涩或放入水中漂浮者均有毒，不宜食用。李子多食易生痰，损坏牙齿，体质虚弱的人宜少食；胃肠消化不良者应少吃，否则容易引起轻微的腹泻。

栗子　《本草纲目》中有"栗能治肾虚，腰脚无力，能通肾益气，厚胃肠"的记载，肾亏、脚无力或小便频繁的老年人，早晚各细嚼慢咽生栗 1～2 枚，常食有疗效。

花生　传统营养学认为"花生性和平而味美香，生食清火润肺，炒食能健脾胃"。花生含丰富的蛋白质，100 克花生仁含蛋白质约 27.6 克，花生蛋白吸收率为 90％左右。美国食品药品管理局（FDA）根据大量研究结果，批准了有关花生的一项健康声明，声明建议："每日食用一盎司（28.4 克）花生之类的坚果，作为低饱和脂肪与低胆固醇膳食的一部分，可降低患心脏病的风险"。花生油中的油酸含量次于橄榄油，最近有关报道倡导人们食用橄榄油、茶油，却让人们避免食用大豆油、花生油，并把这些油称为低档油，这是完全错误的认识。

枣 枣的作用早在秦汉时已有记载，《神农本草经》说枣能安中养脾、助十二经、平胃气、通九窍、补少气和少津液、能和百药，是最常用的调补脾胃的食品。营养价值很高，含丰富的钙、蛋白质、脂肪和各种维生素，枣内含糖量高达30%～60%，其中葡萄糖占32.5%，枣内含维生素C最多，居"正统"鲜果第一位，为鲜桂圆的16倍、鲜荔枝的26倍、苹果的82倍，干枣产热量极高，每100克红枣可产热能300多千焦，接近于葡萄干，而且蛋白质、钙、磷、锌、铁、维生素B_2、维生素PP的含量又都高于葡萄干。所以，历代人们都把枣视为极佳的滋补品。

桃 其性温，味甘、酸，功能补中益气、养阴生津、润肠通便，适用于气血两虚所致面黄肌瘦、心悸气短、便秘、闭经、瘀血肿痛等症。桃的果仁是常用中药，它能破血消瘀、滑肠通便，适用于瘀血腹痛、跌打损伤、血燥便秘等症。鲜桃属营养保健型水果，我国古代称佛桃为"寿桃"，蟠桃为"仙桃"，常作贡果或赠品，认为其"观之赏心悦目，食之益寿延年"，故民间广经流传"桃养人"。据分析，每100克果肉中含糖15克、有机酸0.7克、蛋白质0.8克、脂肪0.5克、钙8毫克、维生素B_1 100毫克、维生素B_2 0.05毫克等，由于桃的营养丰富又均衡，故是人体保健比较理想的果品。

桃花 拥有像桃花瓣一样鲜艳光洁的肌肤，一定是许多人的梦想。桃花含有山奈酸、香豆精、三叶豆苷、柚皮素、维生素A、B、C等成分，营养丰富，可滋润皮肤，改变面部细胞的活力，从而达到面色红润、皮肤润泽光洁、富有弹性的美容效果，还可以通血络而祛色斑，治疗雀斑、黄褐斑等。

苹果 具有开胃通便的功效，对消化不良、气壅不通者，挤汁服之，可消食顺气。

榛子 其能调中、开胃、益气力，主治病久体虚，食少疲乏等。用量30～60克。

橘子 其能开胃、理气，可主治胸膈结气、呕逆等症。

樱桃　性温，味甘、酸，入肝、肾、胃经，其成分含有蛋白质、糖类、脂肪、纤维素、多种维生素、钙、磷、铁等矿物质。其具有调中益颜、养脾开胃、生津止渴、固精止痢的功效。

香蕉　又名蕉子、蕉果，为芭蕉科植物香蕉的果实。香蕉味甘，性寒，入肺、脾、大肠经，功效为清热生津、润肠通便、解毒，适用于热病烦泻、便秘、痔疮出血等症，还可解酒毒。脾胃虚寒者少食。其除含蛋白质、脂肪、糖分外，还有丰富的维生素 A、维生素 B、维生素 C、维生素 E、胡萝卜素 5-羟色胺、去甲肾上腺素等。

柠檬　其性凉，味酸，入肝、胃经，功效生津止渴、和胃安胎、清热解毒，适用于暑热烦渴、胃热口渴、胃气不和、痰热咳嗽，或胎动不安等症。其成分有糖分、钙、磷、铁，及维生素 B_2、维生素 C、烟酸、有机酸、黄酮类、香豆精类、甾醇、挥发油及橙皮苷等。柠檬酸是各种水果所含有机酸的一种，以柠檬中含量最多而命名。各种柠檬型饮料，如柠檬茶、柠檬汽水、柠檬露、柠檬果汁以及一些风味食品，均须借助柠檬酸才能获得柠檬的特殊芳香和甘醇气味。

木瓜　其味甘平，性微寒、无毒，大部分人都适合食用，并且有益健康，只有体质虚弱及脾胃虚寒的人，不要食用冰冷过的。哺乳期间的妇女食用木瓜可增加乳量。常年消瘦、消化不良的人，不妨多食木瓜，可以变得丰满。

西瓜　葫芦科植物西瓜的果。西瓜性寒，味甘淡，具有清热解暑、除烦止渴、利水通尿之功，适用于暑热烦渴、小便不利、口疮、酒醉等症。自古以来，我国人民喜尝西瓜并成风俗，原因是西瓜除了好吃外，还有极高的保健价值。如俗话称："热天半块瓜，药剂不用抓"，这并非夸张。西瓜含水量高达 94%，是一种天然营养汁液，其营养丰富，含有果糖、葡萄糖、胡萝卜素、维生素、蛋白酶以及较多的矿物质，素有"天然白虎汤"之称。医学研究发现，西瓜能降低血压、软化血管、抗坏血症，治肾炎、水肿等症。此外，有烟酒嗜好和喜食咸的人易患食管癌，但常食西瓜可以减少患食管癌的风险。西瓜汁还是很好的美容剂，常用新鲜的西瓜汁涂擦面部皮肤等处，具有增强皮肤弹性、减少皮肤皱纹、增添光泽的功效。西瓜子中含有脂肪、蛋白质、维生素 B_2、尿素酶、蔗糖酶和皂苷，后 3 种成分有解毒效果，并且对急性膀胱炎的症状有缓解作用。

杏子 蔷薇科植物杏或山杏的果实。味甘、酸，性微温，冷利，有小毒（含氰苷有毒物质），具有止咳平喘、润肠通便的功效，适用于老年咳嗽、虚咳等症。甜杏仁含杏仁油、蛋白质等成分。

葡萄 葡萄种植物葡萄的成熟果实，其性平，味甘酸，功能助消化、止烦渴、益气健脾、滋补肝胃、强筋利尿，适用于脾胃虚弱所致筋骨风湿痛、小便温痛病证。《神农本草经》说："葡萄益气活力，强志，令人肥健、耐饮、忍风寒、轻身不老延年"。可见，葡萄还是一种补虚不足，延长寿命的好药，是妇女、儿童、体弱者的滋补佳品。由于葡萄的含糖量很高，所以它能代替粮食，用于酿造葡萄酒，其产量占各种水果的首位。葡萄的含糖量可达到 20% ～ 30%，而且主要是葡萄糖，容易为人体直接吸收，每百克果实中含有蛋白质 200 毫克、钙 4 毫克、磷 15 毫克、铁 0.6 毫克、维生素 A 0.4 毫克、维生素 B 10.04 毫克、维生素 B 20.1 毫克、维生素 C 4 毫克，以及卵磷脂、消化酸、苹果酸、枸橼酸和果胶等物质。

（二）水产类

黄鳝 又称鳝鱼。味甘，性温，入肝、脾、肾经，功能补虚损、强筋骨。《别录》认为它"主补中益血"，《滇南本草》认为它能"治痨伤，填精益髓，壮筋骨"，《本草衍义补遗》记载它"善补气"。

鲳鱼 其性平，味甘、淡，益气养血，柔筋利骨，适用于体虚精弱所致头晕眼花、筋骨疼痛、足软无力、心悸失眠等症。《本草拾遗》说："（鲳鱼）

令人肥健，益气力。"每 100 克鲳鱼肉中含蛋白质 15.6 克、脂肪 6.6 克、钙 19 毫克、磷 240 毫克、铁 0.3 毫克及少量维生素。

平鱼 亦非常适用于更年期者，有益气、补血、养胃、充精之功，适用于更年期脾虚泄泻、消化不良、四肢麻木、失眠健忘者，用量 100～200 克。

海参 因其作用类似人参，故名海参，是一种高蛋白、低脂肪、低胆固醇的食品。不仅是名菜，且被视为滋补食品，对高血压、冠心病、肝炎患者及中老年人有一定益处。《随息居饮食谱》里说："滋阴、补血、健阳、润燥、调经、养胎、利产，凡产后、病后、衰老，宜用火腿或猪、羊肉煨食之。"

泥鳅 又名鳅鱼、泥鳅涎。为鳅科动物泥鳅的肉，味甘，性平，无毒，入脾、肺、肾经。其含蛋白质、脂肪、维生素 B_1、维生素 C、维生素 E 及氨基酸等。功效为滋阴清热，祛湿解毒。

鳖 又名团鱼、甲鱼、王八、水鱼，鳖科动物中华鳖的肉。味甘，性平，入心、肝、肾、肺、胃、大小肠经，功效为益气补虚，滋阴养血。其含蛋白质、脂肪、钙、磷、铁及多种维生素与氨基酸等。

蟹 又名河螃蟹、毛蟹、清水蟹，为方蟹科动物中华绒螯蟹的肉。性寒，味咸，入肝、肾经，功效为益阴补髓、清热化痰、养筋活血。含蛋白质、脂肪、钙、磷、铁、钾及维生素、氨基酸等。脾胃虚寒、腹痛便溏、湿疹、癣症、皮炎、疮毒、皮肤瘙痒者慎食。《本草纲目》记载蟹"不可与柿及荆芥食"。

乌龟 又名金头龟、金钱龟、金龟、泥龟等，种类很多，基本遍布全球，最大的海龟可重达一千斤，最小的只有铜钱大，分为水龟、秦龟、山龟、摄龟、绿毛龟等。自汉代以后，乌龟开始供药用，认为龟肉可使人长寿。龟肉性温，有止寒嗽、疗血痢、治筋骨疼的功效，常用于治疗尿多、小儿遗尿、子宫脱垂、糖尿病、痔疮下血等症。龟血和黄酒同服可治妇女闭经，龟头可治脑震荡后遗症和头痛、头晕等。近年来，有些科研单位正在研究龟蛋白的抗癌作用，发现龟甲对抗肿瘤的治疗有一定效果。

螺蛳 又名田螺，其性寒，味甘，功能清热、利水、明目，适用于黄疸、淋证、白浊、痘疹、目赤诸症。每100克肉中含蛋白质11.4克、脂肪3.8克、钙164毫克、磷80毫克、铁7毫克及多种维生素。

鳙鱼 即俗称胖头鱼，亦名黑鲢，其味甘，性温，具温肾益精、补脾暖胃功效，其肉味鲜美，尤以头为佳。清蒸鳙鱼头是世人皆知的美味佳肴，食之能补肾温胃，肾虚阳气不足的人可食。

鲍鱼 本品为鲍鱼科动物杂色鲍的肉，其壳名石决明，是常用中药，鲍鱼又名石决明肉，性平，味咸，入肝、肾、肺经。其成分含蛋白质、脂肪、维生素、氨基酸、矿物质等，每100克肉中含蛋白质19克、脂肪3.4克、糖类1.5克。具有养血柔肝、滋阴清热、益精明目，行痹通络的功效，适用于血枯经闭、血虚体弱、眼目昏花、视物模糊、青盲内障、头昏乏力、高血压、消渴、口苦咽干、烦躁易怒等症。

鲢鱼 古称鱮，俗称白鱮、白脚鲢，鲢鱼肉性温，味甘，入脾、胃经。具有温补脾胃，润泽皮肤的功效，适用于体虚纳少、脘腹胀满、神疲乏力、少气懒言、形寒肢冷、皮肤粗糙无华、产后乳少等症。其成分含蛋白质、脂肪、钙、磷、铁、维生素、烟酸等，每100克肉中含蛋白质18.6克、脂肪4.8克、钙28毫克、磷167毫克、铁1.2毫克、维生素PP2.1毫克。鲢鱼性温，多食热中、动风。内热盛而有口舌生疮、渴喜冷饮、便秘、疮疡等症不宜食用。

刀鱼 其性平，味甘，入脾、胃经，功能补气活血、泻火解毒，适用于体虚乏力、食少腹胀、痈疽、痔漏等症。其成分含蛋白质、脂肪、维生素、氨基酸、钙、磷、铁、锌、硒等，刀鱼肉中所含的锌、硒等微量元素能促进血液中抗感染淋巴细胞的增加，提高人体对化疗的耐受力。

狗棍鱼 又名梭鱼、鲻鱼，为我国沿海主要经济鱼类之一，群众经常食之。味甘，性平，功能健脾益气，固肾缩小便。《开宝本草》说它"主开胃，通利五脏，久食令人肥健"。姚可成《食物本草》认为它"助脾气，令人能食，益筋骨，益气力，温中下气"。《中国有毒鱼类和药用鱼类》记载它能治遗尿、夜尿多，小儿麻痹后遗筋萎等症。

带鱼 带鱼科动物带鱼的肉。味甘、咸，性平。具有补五脏、和中开胃、祛风杀虫、暖胃、补虚、泽肤的功效，适用于食欲不振、胃痛、皮肤不润等症。含有蛋白质、脂肪、钙、磷、铁、维生素（B_1、B_2）、维生素 PP。鲜带鱼每千克含碘 80 微克，每 100 克含维生素 A50 国际单位。

淡菜 贻贝科动物厚壳贻贝和其他贻贝类的贝肉。味咸，性温，具有补肝肾、益血、填精，助肾阳，消瘿瘤的功效，适用于虚劳羸瘦、眩晕、盗汗、阳痿、腰痛、吐血、崩漏、带下等症。含有蛋白质（5.91%）、脂肪（7.9%）、糖类、钙、磷、铁、核黄素、维生素 PP 等成分。

对虾 对虾科动物对虾的肉或全体。性味甘、咸，温，具有补肾壮阳、化痰开胃的功效，适用于性功能减退、阳痿等症。含有蛋白质（20.6%）、脂肪（0.7%）、糖类（0.2%）、钙、磷、铁、维生素（A、B_1、B_2）、维生素 PP。体肌含原肌球蛋白、副肌球蛋白等成分。

乌贼 又名墨鱼，其性微温，味甘、咸，功能养血滋阴、补心通脉、温经止带，适用于体虚月经不调、带下淋漓、产后乳汁不足、贫血。每 100 克肉中含蛋白质 13 克、脂肪 0.7 克、糖 1.4 克、钙 14 毫克、磷 150 毫克、维生素 1 毫克，还含有丰富的碘质。

（三）蔬菜类

藕 其味甘，性平，生用清热、凉血、散瘀，熟用补心益胃，捣汁服用能除烦解闷、开胃醒脾，制成膏或膏泥可外敷刀枪伤和跌打损伤，熬浓汤饮服，可治阴虚肝旺、内热血少，既能补血，又能通气，无腻滞之偏。

魔芋 其块茎如药用，味辛，性温，有毒，功能化痰散积、行瘀消肿，常用于治疗痰嗽、积滞、疟疾、经闭、跌打损伤、痈肿、疔疮、丹毒、烫火伤病症。

空心菜 又名蕹菜，其性寒，味微甘，功能清热凉血、解毒利尿，适用于鼻衄、便秘、便血、痔疮、小便赤涩、疮痈肿毒诸症。每100克空心菜嫩梢嫩叶中含蛋白质3.2克、脂肪0.6克、糖类7.4克、钙188毫克、磷49毫克、铁4.1毫克，以及多种维生素。因其含有胰岛素，有降低血糖的作用，故可用于糖尿病的治疗。

冬瓜 肉及瓤有利尿、清热、化痰、解渴等功效，能治水肿、胀满、痰喘、暑热、消渴、痈疽、痔疮等症。因冬瓜性寒凉，《食疗本草》指出"热者食之佳"，冬瓜的解热利尿作用比较理想，煮汤服最好。如果要达到清热解暑、消肿利尿的作用，可以连皮煮汤服。糕点店卖的冬瓜糖，老年人每逢咳嗽，适当吃一点，可以止咳润喉；儿童出麻疹，中医也常让吃点冬瓜糖，认为有清热解毒、润喉生津的功效。

韭菜 作为食疗品，对人体的特别之处还在于它对性功能的调节和对性器官的作用。韭菜古称起阳草，现代医学研究其中含有丰富的硫化物、苷类等物质，具有兴奋性器官的功能，可用于男子肾虚遗精、滑精、阳痿、早泄和遗尿、多尿等症。不仅如此，韭菜亦是一味妇科良药，适用于月经不调、通经、血崩、白带过多、子宫脱垂、妊娠恶阻等多种妇女病。

黑木耳 又称桑耳、黑茶、木娥，其性平，味甘，入脾、肾、心经，功效补脑益肾、养阴润肺、益气健胃、补血止血，体质虚弱、易于出血者，老幼皆宜，久食可健身长寿、延缓衰老。其成分有蛋白质、脂肪、碳水化合物、纤维素、胡萝卜素、氨基酸、胶质、磷脂、钙、磷、铁、钾、镁等，每100克中含蛋白质10.6克、钙351毫克、磷201毫克、铁185毫克。

茴香 其功能温肾散寒、和胃理气，适用于胃寒、腹痛。用量3～10克。

葱 一身都是药，葱叶、葱白、葱根、葱汁和葱花，都具有不同功用。葱叶，能利五脏益头目，清水肿，如小便不通，可将葱白连叶捣烂与蜂蜜调和敷下腹部，用葱叶煎汤洗患处，可去湿气足肿。葱白，有利肺通阳、解毒消肿等功效。葱汁，有散瘀血、止痛、解毒的作用。葱根，能治便血、消痔。现代医学研究发现，葱有较强的杀菌作用，功同大蒜。所以，在冬春季呼吸道传染病和夏秋季肠道传染病流行时，吃些生葱，可起到预防作用。

香椿 其味苦，性平，功能清热解毒、健胃化湿，可用治肠炎痢疾、疔疽疮疥、食欲不振等。所含蛋白质居蔬菜之首，为每100克含9.8克，钙含量也较丰富，还含有维生素C、胡萝卜素及磷等。

卷心菜 是既常见又便宜的蔬菜，它的营养价值却非常可观。据美国《美好饮食》杂志近日报道，卷心菜富含维生素C和纤维素，它还可以产生一种名为硫氰酸盐的化学物质，可以提高人体自身的解毒功能。另据科学家研究，卷心菜还能帮助人体对抗乳腺癌、肺癌、肠癌等癌症。

大蒜 其药用在国内外均有悠久的历史。古希腊运动员就曾以大蒜作为保健食品，古罗马的普利尼曾用大蒜治疗伤风、哮喘、麻疹、惊厥等病，并取得异乎寻常的效果，古代波斯人发现吃大蒜可增进血液循环，使手脚发热，脸面发红，公元五世纪时，印度医生又发现常吃大蒜能使智力加强、嗓音洪亮。我国古代医药学家，对大蒜的医疗作用也深有研究，倍加推崇。梁代陶弘景《名医别录》指出大蒜具有"散痈肿匿疮，除风邪，杀毒气"等功用。唐代苏恭《新修本草》中说大蒜可"下气、消谷、化肉"。明代医学家李时珍，除详细记述大蒜有散痈肿、除风邪、杀毒气、祛风湿、疗疮癣、健脾胃、治肾气、止霍乱、止瘟疫等多种功效外，还介绍许多极有效验的具体单方。

萝卜 其味辛、甘，有健脾消食、生津止咳、化痰定喘、清热顺气、消肿散瘀之功效。《普济方》载，萝卜汁加入姜汁同服能治失音不语。《新修本草》中说："散服及泡煮服食，下大气，消谷和中，去痰癖，肥健人，生捣汁服，止消渴，试有大验。"萝卜与羊肉煮熟频食，可治疗肺痿咳血；萝卜捣汁加蜜适量服治下痢，兼能降压降脂；萝卜汁、鲜藕汁等量同服，可治胃出血。

　　金针菜　其药用价值很高，其花、茎、叶、根，都是很好的药材，具有利湿热、宽胸膈、利尿、止血、下乳的功效。它的花，常用来治疗大便带血、小便不通、便秘和产后无乳等，水煮后加适量红糖，于早饭前1小时服用，对内痔出血颇有效验。金针菜根水煎后服汁，可治黄疸肝炎；捣烂外敷，能治乳腺炎；兑酒饮服，则有治疗腰部扭伤、挫伤之功效。

　　茄子　是大众化的蔬菜，可不要小看这个家常食品，在日常生活中常吃茄子，对防治高血压病、脑出血病，有一定帮助。牙龈止血、皮肤紫癜、咯血患者，常吃茄子，也大有裨益。此外，茄子还有预防坏血病、促进伤口愈合的功效。中医认为，茄子味甘，性凉，入脾、胃、大肠经，能够清热、活血、止痛、消肿，常用于治疗肠风下血、热毒疮痈、皮肤溃疡等症。假如有皮肤溃疡，可取茄子煨煅存性，研成细末，加入少量冰片混匀，散布创面，纱布包扎，有较好效果。茄子的根和茎部（茄根）、叶、花、宿萼（茄蒂）也可入药，治疗多种疾病，例如治疗冻疮，可取茄秧1000克，辣椒秧500克，一同放入锅内，加水煎熬；先后煎煮3次，将3次滤液对在一起；再熬，浓缩成膏，涂在患处，效果良好。或者将膏溶于水中熏洗，每日1次，效果亦佳。

　　黄瓜　黄瓜又名胡瓜，为张骞出使西域得以引种，故名。为葫芦科植物黄瓜的果实，其性寒，味甘，功能清热止渴、利水解毒。黄瓜含葡萄糖、半乳糖、精氨酸、核黄素和维生素C等，黄瓜头苦味部为葫芦素A、B、C、D。葫芦素C有抗肿瘤作用，用黄瓜藤有良好的降压和降胆固醇的作用。本品生熟均能食用，加醋煮利水性强，与蜜同煮，治下痢。鲜黄瓜中的丙醇酸可抑制糖类物质转变为脂肪，有减肥作用。黄瓜汁能舒展皱纹。

　　香菜　其功能芳香健脾、祛风解毒，并有促进周身血液循环的作用。《本草纲目》说："胡荽辛温香窜，内通心脾，外达四肢"。《罗氏会约医镜》谓"辟一切不正之气，散风寒、发热头痛，消谷食停滞，顺二便，去目翳，益发痘疹。"

芹菜 《神农本草经》说芹菜"主女子赤沃，止血养精，保血脉，益气，令人肥健嗜食"。《随息居饮食谱》谓：芹菜"甘凉清胃，涤热祛风，补口齿，咽喉，明目"。它具有健脾、利尿、净血调经、降血压、镇静作用。适用于高血压、头晕头痛、妇女月经不调、赤白带下、小便不利等症。每百克芹菜含蛋白质 2.2 克、碳水化合物 10 克，并含较多的钙、磷、铁、维生素 A 原、C、P 以及烟酸等，芹菜中还含芫荽苷、挥发油、甘露醇、环己六醇。国内以旱芹制成的酊剂，对早期高血压有明显疗效。芹菜因含铁量较高（每百克约 8.5 毫克），所以亦是缺铁性贫血患者的佳蔬。芹菜叶含胡萝卜素和维生素 C 比茎多，因此应当食用，为去掉苦味，可用开水先烫一下。

白菜 自古为人称道，宋代大诗人兼烹调大师苏东坡曾有诗句赞道："白菘类糕豚"。宋代范成大更描绘道："拨雪挑来塌地菘，味如蜜藕更肥浓"。我国北方群众有一句口头禅，叫作"百菜不如白菜"，言下之意，俨然菜中之王了。白菜不只耐吃，还有通肠利胃、除胸中烦、解毒醒酒、消食下气、和中、利大小便等功用。

菠菜 炒熟后其性偏于平和，煮汤食之有寒冷润滑的性能，能通小便、利肠胃、清积热。菠菜含草酸较多，与含钙丰富的食物（如豆腐）共烹，可形成草酸钙，既不利于人体对食物钙的吸收，又有害胃肠消化。

辣椒 作为药用，具有兴奋、发汗、驱寒、行血、散风等效能。如制成酊剂内服可健胃，制成软膏外用可消炎止痛，以汁为洗剂可治未溃烂的冻疮，以酒泡辣椒涂擦可助秃发再生。

番茄 又名西红柿，俗称洋柿子，在国外又有金苹果爱情果之美称，这些名字告诉人们，它既是蔬菜，又具有水果的特质。从它的形状、色泽和营养成分上看，也都堪称菜中之果。西红柿含 94% 左右的水分，可与西瓜比美，这是它具有清热解毒、利尿凉血功能的主要因素之一。此外，还含有维生素 A 原和维生素 B。在美国，食物提供身体维生素 C 的总量中，番茄居于首位。每 100 克西红柿含维生素 C 25 毫克，由于有机酸的保护，在贮存和烹调过程中，使西红柿中维生素 C 不易被破坏，因此人体利用率也颇高。西红柿含糖 1.5% ～ 4.5%，其中大部分为易于被人体直接吸收的葡萄糖和果糖。西红柿中的有机酸具有特殊风味，主要为柠檬酸，其次苹果酸、甲乙酸和反乌头酸。西红柿还含苹果酸脱氢酶、抗坏血酸氧化酶、果胶溶解酶等。

苦瓜 李时珍说：苦瓜气味"苦、寒、无毒，具有除邪热、解劳乏、清心明目、益气壮阳的功效"。《随息居饮食谱》载："苦瓜青则苦寒，涤热，明目，清心。可酱可腌，鲜时烧肉先瀹去苦味，虽盛夏而肉汁能凝，中寒者勿食。熟则色赤，味甘，性平，养血滋肝，润脾补肾。"

胡萝卜 中医学对胡萝卜的功用早有认识。李时珍说它："生、熟皆可啖，兼果、疏之用""气味甘、辛、微温、无毒"，功能为"下气补中、利胸膈肠胃、安五脏，令人健食，有益无损。"

竹笋 不仅脆嫩鲜美，而且对身体大有益处，古人对此早有认识。《本草纲目》概括竹笋诸功能为"消渴、利水道、益气、化热、消痰、爽胃"。历代医家尤重苦竹笋。宋代黄庭坚《苦笋赋》"僰道苦笋，冠冕两川，甘脆惬当，小苦而及成味，温润积密，多啖而不疾人"。

荠菜 其有清热解毒、止血、降压等功效。现代药学研究证明，荠菜煎剂具有兴奋神经，促进呼吸，降低血压和缩短动物体内凝血时间等作用。

（四）粮食类

地瓜 又名甘薯、白薯、红薯，是大家喜爱吃的食物。地瓜所产生的热量比米饭低，维生素含量很高。所以，地瓜是减肥的好食品。中医认为，地瓜味甘，性平，具有不中和血、益气生津、宽肠胃、通便秘之功效，对防治冠心病、高血压、肠癌、痔、肛裂等都有一定好处。生活中常用的地瓜食疗偏方有治习惯性便秘，"将适量地瓜洗净，切碎，加入冷开水，用纱布包裹绞汁，加适量蜂蜜于汁中，日服两次，每次小半杯"。治胃、十二指肠溃疡，"将适量地瓜洗净去皮，切成小块绞碎，用纱布包裹挤出汁液，煮沸饮用，日服 3 次，每次 1 小杯，2～3 周为 1 个疗程"。治湿热黄疸，"地瓜煮食，其黄自退"。

蚕豆　又名胡豆、佛豆。每 100 克含蛋白质 28.2 克、脂肪少量、糖类 48.6 克、粗纤维 6.7 克、钙 71 毫克、磷 340 毫克、铁 7.0 毫克，及少量维生素、磷脂、胆碱等物质。中医认为，蚕豆味甘，性平，功能和中下气、调补五脏、清火解毒、利尿消肿，可治疗多种疾病。

赤小豆　其味甘酸，性平，入心、小肠经。功能利水除湿，消肿解毒，常用于治疗水肿、脚气等症。《本草经》说它"主下水"。《名医别录》记载它能"利小便""下胀满"。《日华子本草》认为它有"清热和血，利水通经，宽肠利气"的功能。含蛋白质达 20%，并含脂肪、碳水化合物、钙、磷、铁及多种维生素等。

糯米　其药用功能，孙思邈谓"益气止泄"，并称之为"脾之谷"。缪希雍《本草经疏》论道，糯米"补脾胃、益肺气之谷。脾胃得补，则中自温，大便亦坚实。温能养气，气充则身自多热。大抵脾肺虚寒者忌之。"

粳米　即今人常吃的稻米、大米，历代医家对粳米功用论述颇多，诸如：益气、止烦、止渴、止泻、补中、壮筋骨，益肠胃；煮汁主心痛、止渴、断热毒下痢；合芡实作粥食，益精强志、聪耳明目。

谷芽　其生用消食，炒则健脾开胃，但不可炒焦。谷芽得白术、炙草，能消食而不耗脾胃之气；术、草得谷芽，则补脾而无壅中之患。既通又补，故疗小儿消化不良，多用谷麦芽、焦渣曲之类，酌加白术、炙草更佳。

荞麦　别名花麦，三角麦。味甘，性平，功能为下气利肠，清热解毒。《本草纲目》载："降气宽肠，磨积滞，消热肿风痛，除白浊白带，脾积泄泻。"

粟米　今称小米。别名粱粟、籼粟，粟谷、谷子等，味甘、咸，性微寒，入脾、胃、肾经。功能滋养肾气、健脾胃、清虚热。《本草纲目》谓小米为"治反胃热痢。煮粥食益丹田，补虚损，开肠胃。"每100克含蛋白质9.7克、脂肪3.5克、糖分72～76克、钙29毫克、磷240毫克、铁4.7～7.8毫克，与大米相比，维生素 B_1 高1.5倍，维生素 B_2 高1倍，粗纤维高2～7倍，此外尚含烟酸及微量维生素A原。

秫米 俗称黄米，含糖分高达77%。味甘，性微寒，陶弘景《名医别录》谓其功能："利大肠，疗漆疮"，孟诜《食疗本草》："治筋骨挛急，杀疮疥毒热。生捣和鸭子白敷毒肿"，李时珍云："秫米味酸，性热，黏滞，易成黄积病，小儿不宜多食。"

小麦 别名淮小麦。味甘，性平，功能为养心安神、厚肠益脾。孙思邈《千金食治》称小麦"养心气，心病者宜食"。《本草纲目》说它"可止虚汗"。

浮小麦 小麦之轻浮者或带稃的颖果称浮小麦。晒干入药，味甘，性凉，含多量淀粉及维生素B。李时珍谓其功能为："益气除烦，止自汗盗汗，骨蒸虚热，妇人劳热"。龚廷贤云："浮麦止汗，兼治骨蒸。"每100克小麦粉含蛋白质9～12克、糖分73克、钙43毫克、磷330毫克、铁5.9毫克，此外尚含淀粉酶。

玉蜀黍 俗称玉米，苞米，苞谷等，其脂肪油含多量不饱和脂肪酸。功能为调中开胃、降脂，《本草纲目》谓："小便淋沥沙石，痛不可忍，煎汤频饮。"

绿豆 李时珍称绿豆为"食中要物"，"菜中佳品"。列举其用途为："可做豆粥、豆饭、豆酒、炒食、麨食，磨而为面，澄滤取粉，可作饵顿糕，荡皮搓索……水浸湿生白芽"等。从而盛赞道："真济世之良谷也！"这是总讲其食用价值。绿豆在营养上确实无愧李时珍的盛誉，堪称谷、豆中的佼佼者。每100克含蛋白质23.8克、脂肪含量仅为0.5克、糖分58.8克、钙80毫克、磷360毫克、铁6.8毫克，胡萝卜素A原和B也较丰富。绿豆作为药用，自古备受重视，唐代孙思邈说它"治寒热热中，止泄痢卒澼，利小便胀满"，孟诜认为绿豆"补益元气，和调五脏，安精神，行十二经脉，去浮风，润皮肤；煮汁止消渴"，李时珍指出：绿豆肉平皮寒，解金石、砒霜、草木一切诸毒。

269

（五）肉类

狗肉 是冬天的滋补佳品。据分析，狗肉含有丰富的蛋白质，而脂肪的含量却低于猪肉和羊肉，这样的营养成分配比很适合中老年人的营养需要，不必为胆固醇含量高而担心。狗肉香浓、味美，不仅是可口的佳肴，而且是滋补的良药。中医认为狗肉味咸，性温，具有补中益气，温肾助阳之功能。古医书曾记载："狗肉有安五脏，补绝气，壮元阳，暖腰膝，补五劳七伤，补血脉等功效。"尤其中年男子多有气虚和肾亏，常食狗肉可以使气虚、失眠等症得到改善，能有效地治疗肾亏所致阳痿、早泄、遗精、遗尿、腰膝冷痛等症。

鸭肉 鸭有家鸭、野鸭之分，家鸭故称舒凫、家凫、鹜，鸭肉性凉，味甘，入肺、肾、胃经，功效滋阴清热、利尿消肿，适用于骨蒸潮热、干咳、口渴、水肿、便秘等症。《随意居饮食谱》载："滋五脏之阴，清虚劳之热，补血，行水，养胃，生津，止嗽，息惊"。其成分蛋白质、脂肪、碳水化合物、钙、磷、铁、维生素（B_1、B_2）、维生素 PP 等，每 100 克鸭肉含蛋白质 16.5 克、脂肪 7.5 克，维生素 B10.25 毫克、维生素 B20.15 毫克、维生素 PP4.7 毫克。

兔肉 其味甘，性凉，功能补中益气，主治羸瘦、胃热呕吐等症。其含有蛋白质多、脂肪少、胆固醇低，常吃兔肉既能增强体质。又不至于使身体发胖。因此，对更年期以及患糖尿病、肥胖病、高血压、冠心病者皆非常有益。

鸽肉 鸽肉味咸，性平，具补肝肾、益精气、解毒消痈作用。鸽肉中含有粗蛋白 22.1%，以及少量脂肪及无机盐等。鸽肉细嫩鲜美，尤以乳鸽为上。因鸽肉补肾益精力强，对老年人肾精不足所致的体弱无力，或肾虚引起的腰膝酸软，以及消渴症等尤为适宜。健康人食之可保肾。炖全鸽尤适用于肾虚阳痿、早泄、性功能低下等以及妇女由于气血两虚引起的性功能减退。

鹌鹑 鹌鹑肉性平，味甘，有补中益气、养血填精的功效，它的营养丰富，有"动物人参"之称，由此可见其补益作用之强。其肉味鲜美，老幼皆宜，可用于肾精不足引起的腰膝酸软、夜尿频多。以及阳痿、早泄、遗精等病，它是保肾佳品。该品不温不燥、不寒不凉，故应用范围很广泛。

猪血 其性平，味咸。入肝、心、胃经，功效补血、健脾、益胃，适用于贫血、头昏、头晕、脾胃虚弱、病后体虚等症。每 100 克猪血含蛋白质 19 克、脂肪 0.4 克、糖 0.6 克、铁 45 毫克。内含 18 种氨基酸，其中包括 8 种人体必需氨基酸。猪血中的铁为极易被人体吸收的二价铁，具有良好的补血功能，尤其是对老年人、妇女和儿童缺铁性贫血具有很好的防治作用。研究还发现，猪血中所含的微量元素还有铬和钴，其中铬可防治动脉硬化，钴可防止恶性肿瘤的生长。

猪皮 又名响猪皮、猪肤。味甘，性凉，入心、肺经，功效为清心肺、除烦热、利咽喉、消肿痛、美容驻颜。含蛋白质、脂肪、钙、磷、铁、胶冻、氨基酸等。

猪心 其味甘、咸，性平，入心经，功能补虚养心、安神定志，一般心气虚弱或心虚不眠、心虚自汗者宜多食猪心。

牛肾 1 份牛肾（牛腰子）蛋白质含量与牛排相同，还可以满足女性铁的一日需求量。牛肾脂肪含量仅为 4%，比牛排更低，同时他还有硒的最佳食物来源之一，而硒有助保护甲状腺功能，并预防人体组织受损。牛肾吃法随意，通常炸、烧、烤等都可以。

牛肉 其味甘，性温，以冬季食补最佳。牛肉中含有丰富的肌氨酸、蛋白质、维生素以及锌、镁、铁等矿物质，可增强人体免疫力。牛肉中脂肪含量很低，但它却是亚油酸的低脂酶来源，同时还是潜在的抗氧化剂。所以，老年人、儿童、身体虚弱者及病后恢复期的人吃牛肉非常适宜。

牛鞭 雄牛的外生殖器，不论是黄牛还是水牛均可，其中包括两睾丸。牛鞭味甘，性温，功能壮阳补肾，治"丈夫阳痿不起"。使用时若用枸杞子炖牛鞭效果更好，即每次可用枸杞子20～40克，牛外生殖器1具，隔水炖熟，食肉饮汁，亦可加入生姜2片，去其异味，一般炖服一二次显效。古书《药鉴》云："枸杞滋阴，不致阳衰。兴阳，常使阳举。"说明枸杞子有添精兴阳的作用。

鹅肉 凡是去广州的人，不管到谁家做客，总少不了烧鹅。这是因为自古以来流传着"喝鹅汤，吃鹅肉，一年四季不咳嗽"的说法。李时珍《本草纲目》中记载："鹅肉利五脏，解五脏热，止消渴"。正因为鹅肉能补益五脏，所以，常食鹅汤、鹅肉，人就不会咳嗽。此外，常服鹅肉汤，对于老年糖尿病患者还有控制病情发展和补充营养的作用。鹅肉味甘，性平，鲜嫩松软，清香不腻，在深冬食之符合中医养生学"秋冬养阴"的原则。

羊肉 其味甘，性温，为有形之物，能补有形肌肉之气，补益虚寒、壮阳益肾、壮胃健脾，治五劳七伤及一切虚寒病症，亦是冬季养生之佳品。羊肉是一种良好的滋补强壮品，吃羊肉能增强消化功能，保护胃壁，还具有抗衰老和预防衰老的作用，冬季食用羊肉尤为合适。

青蛙 又名田鸡。中医认为，其性寒，味甘，功能清热解毒、利水消肿，适用于阴虚内燥、虚劳烦热，或水湿内盛、浮肿、小便不利。骨结核：青蛙1个，红糖60克，白酒60毫升，百部10克，煮熟后1次食之。每100克肉中含蛋白质14.8克，脂肪7.6克，钙110毫克，磷159毫克，铁4.1毫克及少量维生素。

猪蹄 其性平，味甘、咸，具有补虚弱、填肾精、健腰膝等功能。猪蹄含有丰富的胶原蛋白质，对神经衰弱有良好的治疗作用。常吃猪蹄可使机体摄取大量的胶原蛋白质，能改善机体摄取大量的胶原蛋白质，能改善机体各脏器的生理功能，对抗衰老有积极作用。有的人常小腿抽筋或麻木，服用某些药物也会引起痉挛现象，而常吃猪蹄汤对这些症状有一定的治疗和缓解作用。

鹿肉 其性温，主补中益气。食用鹿肉尚能益气力、耐寒，并有治疗多梦的作用。鹿蹄则补骨髓虚、强筋壮骨。

（六）蛋类

鸡蛋　其味甘，性平，入心、脾经，功能滋阴润燥。《本草经》说它"主除热火疮"。《本草经疏》认为它能"并治伤寒少阴咽痛"。《本草便读》记载它有"补益脾胃"，"养心营"，"退虚热"的功用。

鸭蛋　其味甘，性凉，入心、肺、脾经，功能滋阴、清肺、除热。《医林纂要》说它能"清肺火，解阳明热结"。《日华子本草》记载它能"治心腹胸膈热"。

（七）其他

蜂蜜　其性平，味甘，入肺、脾、大肠经，功能补中益气、养阴润燥、润肺补虚、解毒。《神农本草经》载："安五脏诸不足，益气补中，止痛，解毒，除众病，和百药，久服强志轻身，延年益寿"，适用于心脏病、肝脏病、高血压、动脉硬化和体质虚弱的人。其成分含有糖类、蛋白质、维生素、有机酸、酶类、氨基酸、乙酰胆碱、钙、磷、铁、钾、铜等。长期食用蜂蜜可以营养心肌，保护肝脏，降低血压，防治血管硬化，达到减轻病情，增强体质的功效。凡湿阻中满，湿热痰滞，便溏或泄泻者慎用。

羊奶　其含蛋白质、脂肪、钙、维生素 C 等成分的含量比牛奶高，蛋白质中不易消化的酪蛋白较牛奶低，脂肪球小而均匀，也利用人体吸收，含钙量约为人乳的 5 倍，比牛奶多 15%。可见，羊奶比牛奶更适宜作为更年期的营养品。

盐　人体必需的物质之一，且常用它作为药物来治疗某些疾病。现代医学认为盐是维持机体渗透压的主要成分，为人体生理功能不可缺少的物质。

中医认为食盐内服具有降火、益肾等功效，并较早地作为清热解毒的外用药物来冲洗伤口。本品味咸，性寒，入胃、肾、大小肠经，功能清火、凉血、解毒涌吐，适用于胃中的宿食或痰水的停积，可治胸腹突然疼痛，若过多服用，可使皮肤颜色不佳。食盐主要成分为氯化钠，还含氯化镁、硫酸镁、硫酸钠、硫酸钙等杂质。

茶　古称茗，为山茶科植物茶的芽叶，它禀天地至清之气，得春露以培育，气味清香，苦中带甜，饮后回味无穷，深受人们的喜爱，是我国传统的饮料。味苦、甘，性微寒，长于清热利尿、化痰消食。据唐代陈藏器的《本草拾遗》记载，茶叶"久食，令人瘦"，这一观点已为现代研究所证实。

茶叶中含有300多种化学成分，其中所含的蛋白质、脂肪、碳水化合物、各种维生素和矿物质等都是人体所需的营养物质。另外，茶叶中还具有多种功能的药效成分，诸如茶多酚、咖啡碱等。据日本学者研究，绿茶可抑制高脂饲料动物的血清和肝组织中胆固醇、甘油三酯和 β-脂蛋白水平升高，减慢体重增长速度，提示绿茶有抗高脂血症，防范肥胖的作用。我国一些科研工作者发现，铁观音茶可以加速人体血脂降解，从而降脂减肥。这些表明，茶叶的瘦人效果，绝不仅仅是水分的遗失，更重要的是通过"去人脂"方法而进行的。茶叶还具有清除自由基，抑制脂质过氧化的作用，经常饮茶，可去脂减肥，轻身延年。在制茶饮时需留意，粗老的茶叶应先煎后泡，细嫩的茶叶则宜开水冲泡。茶叶中的咖啡碱有兴奋中枢神经的作用，失眠者睡前不宜饮用。